結局、自律神経がすべて解決してくれる

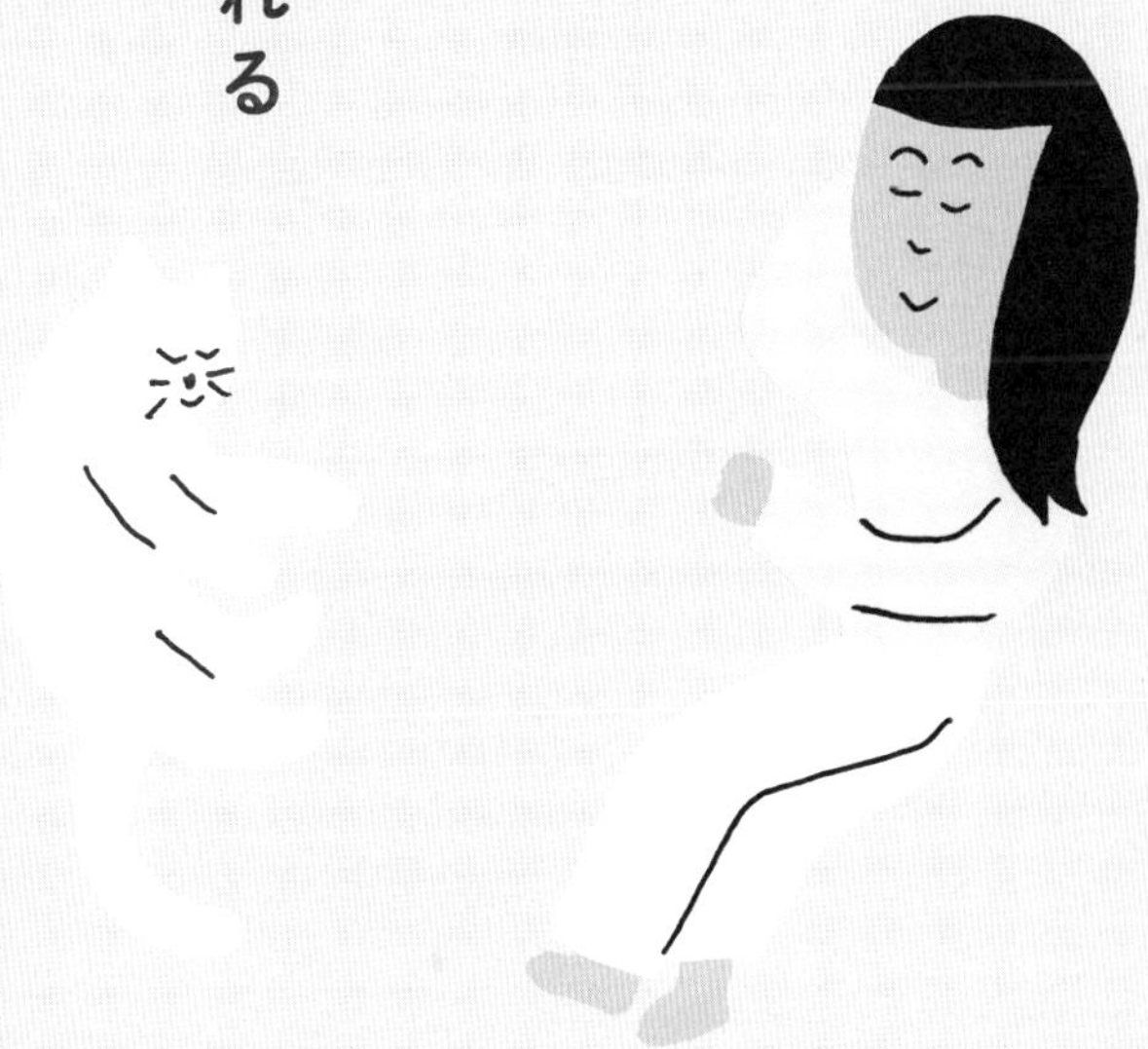

順天堂大学医学部教授
小林弘幸

アスコム

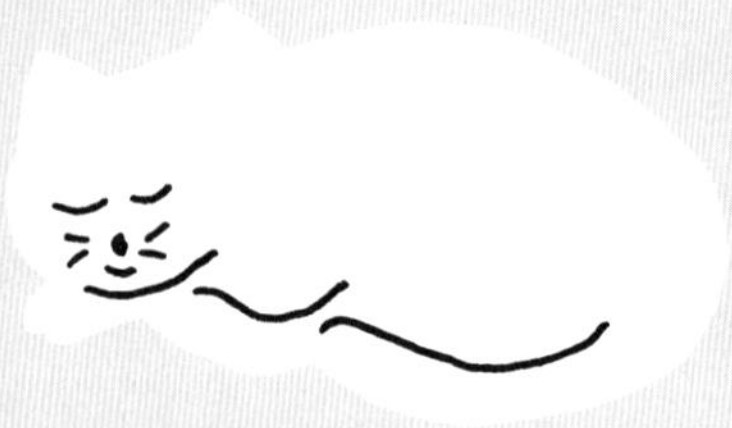

本書のタイトルは、
長年、自律神経の研究を続けてきた
私がたどりついた最終結論です。

はじめに

いまからちょうど20年前。

私は自分の身に突然降りかかった心身の不調と向き合う過程で出合った「自律神経」に、数多くの不調改善につながるヒントが隠されているのではないかと仮説を立て、本格的な研究を始めました。

当時、自律神経について正しい知識を持っている人は、医師も含めてほんのひと握りでした。研究しているチームも少なく、そうした状況を背景に、自律神経の大切さを世に伝えるべく、研究と並行して、書籍の出版や講演活動も積極的に行なってきました。

現在では、多くの人が「自律神経」というフレーズを一度は耳にしたことがあるほど、世の中に浸透してきたのではないかと感じています。

一方で、研究が進むにつれて、私が思っていた以上に、**自律神経は心身の不調や病気の発症に密に関わっている**ことがわかってきました。

たとえば、２０１７年の「ユーキャン新語・流行語大賞」でトップ10にランクインし、注目を集めた「睡眠負債」。睡眠負債とは、睡眠不足がまるで借金のように積み重なり、不調の引き金となってしまう健康状態を表す言葉です。

じつは、この**睡眠負債で真っ先に影響を受けるのが、自律神経**です。いわゆる寝不足の状態が数週間続くと、自律神経が酸化ストレスの影響を受け、高血圧や不整脈が症状として現れます。そしていずれはアルツハイマー病などを誘発しやすくなることがわかっています。

中学生に多い「起立性調節障害」も自律神経の乱れが原因

また、近年では**年若い世代でも、自律神経によって人生を大きく変えられてしまうケースも報告され始めています。**

小学校高学年～中学生くらいの子が、朝、めまいがしてなかなか起き上がれず、どうにか家を出ても、頭痛や腹痛で動けなくなってしまうケースです。

本人は、決して学校に行きたくないわけではありません。それにもかかわらず、登校できない状態が続いたことで、友人からは不思議がられ、家族からは「甘えているだけだ」と見られて理解を得られないことがあるそうです。そしてその結果、なかには本当に不登校になってしまうケースも報告されています。

この症状は**「起立性調節障害（OD）」**といい、もともと中学生の1割程度に見られる症状でしたが、最近はライフスタイルの急激な変化でさらに増えていると考えられ、一説には100万人ほどもいるともいわれています。

原因は自律神経の乱れによるものです。不登校になってしまった子も、もし周囲の理解を得てきちんと治療ができていれば、また元気に学校に通うことができたでしょう。

こういったODを含め、以前は「不定愁訴《しゅうそ》」と呼ばれていた原因不明の不調のなかでもとくに自律神経と関わりが深いものを「自律神経失調症」と呼ぶようになりました。

つまりは「自律神経失調症」とは正式の病名ではなく、自律神経の不調が引き起こす、さまざまな症状の総称なのです。

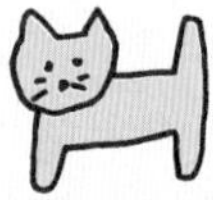

更年期障害やがんの発症にも自律神経が関係しています

自律神経が影響して引き起こされていることがわかってきた病気は、これだけではありません。

女性の多くが悩まされる**更年期障害**。近年は男性にも近い症状が出ることで話題となっていますが、一般的に更年期障害は女性が閉経へと向かう50歳前後に、女性ホルモンの「エストロゲン」の分泌が減少することでホルモンバランスが崩れ、それによって日常生活に支障をきたす症状です。こちらものちほど詳しく触れますが、**自律神経が乱れることにより引き起こされる症状のひとつ**で、私のところにもつらい症状を訴えられて、受診される方があとを絶ちません。

さらには近年、「がん」と「自律神経」の関係について、画期的な発表がなされたことを、みなさんはご存じでしょうか。

2019年7月、岡山大学の神谷《かみや》厚範《あつのり》教授と国立がん研究センターなどの共同研究チームが、**「自律神経が、がんの増殖や転移に関係している」**ということを明らかにし、自律神経を操作してがんを抑制するような新しい治療の可能性を示しました。

この研究結果は世界最高峰の科学誌「ネイチャーニューロサイエンス」に掲載されるという快挙を成し遂げ、世界的にも大きな話題を呼んでいます。

実験方法はヒトの乳がん組織と、マウスおよびラットの乳がんモデルを用いたもので、これにより大きく分けて次のふたつのことが明らかになりました。

①自律神経が乳がんの組織に入り込み、がんの進展や予後に強く影響する

②ストレスなどによる交感神経（自律神経の一種）の高まりはがんを進展させ、逆に副交感神経（自律神経の一種）の高まりはがんを抑え込む働きをしてくれる

このふたつのポイントだけを見ても、いかに自律神経ががんに対して深い関わりを持っているのかが、おわかりいただけると思います。

このように自律神経は、若年層から中高年層まで、幅広い世代の方々が悩まされている不調や病気に強く影響しています。

だからこそ、世代を問わず、**「自律神経が喜ぶ生活」**を送っていくことが、とても大切なのです。

ですが、自律神経はちょっとしたことで、驚くほど簡単に乱れます。

たとえば、怒るだけで交感神経は急上昇しますし、ゆっくり深呼吸をすれば副交感神経がグンと高まります。

自律神経のベストな状態は、交感神経も副交感神経もどちらも同じレベルで、なおかつ高いレベルをキープしている状態です。どちらか一方に傾き続けていると、これまで示したような不調や病気への入り口になります。

その戸口に立たないために、私たちにいちばん必要なのは、自律神経を乱さないことではなく、**「たとえ乱れても、整えられる方法を知っておくこと」**なのです。

本書は、これまで私が研究してきた成果や、患者さんと接するなかで得た知見、そして、世界中で研究対象となった自律神経の最新研究や情報を集約し、1冊にしました。

すべては自律神経から始まる。
だからこそ自律神経を知り、
整える術を手に入れれば、
いまみなさんが感じている不調や病も、
きっと遠ざけることができます。
本書は、そのお手伝いをさせていただきます。

結局、自律神経がすべて解決してくれる　目次

第1章 自律神経が乱れたら、なんでいけないの？

第2章

そもそも、自律神経って何？

第3章

腸内環境が整えば、自律神経も整います

第4章

自律神経を整える生活習慣

＊本書の情報は2021年7月1日現在のものです。

まずはあなたの自律神経の状態を教えてください

自律神経には４つのタイプがあります！

C

のんびりタイプ

**交感神経が低くて
副交感神経が高い**

たとえ副交感神経が高くても、交感神経が低くてはいけません。アクセルの利きが悪く、いつものろのろ運転をするようになってしまいます。

A

いきいき能力発揮タイプ

**交感神経と副交感神経が
両方とも高い**

交感神経と副交感神経とが両方ともハイレベルで安定していると、自分の持てる能力をいかんなく発揮することができます。

D

ぐったり無気力タイプ

**交感神経と副交感神経の
両方とも低い**

ストレスの多い生活や睡眠不足の生活を続けていると、交感神経と副交感神経の両方の働きがダウンしてしまうこともあります。

B

がんばりすぎタイプ

**交感神経が高くて
副交感神経が低い**

現代人にもっともよく見られるパターン。アクセルばかり踏んでいて、ブレーキの機能をすっかり落としてしまっています。

では、チェックしてみましょう！

次のＱ１からＱ10の設問で、現在の自分にもっともよく当てはまるものをひとつ選んでチェック☑してください。

各回答の終わりには△と▽の記号がありますが、全部チェックし終わったら△と▽、それぞれの合計点を出してください。（△）と（▽）はそれぞれプラス１点、（△▽）はどちらも１点ずつプラスします。（▲▼）はどちらも１点ずつマイナスしてください。

Ｑ１　睡眠について

- □ ふとんに横になったら、だいたいいつもすぐに眠れる（△▽）
- □ 夜、普通に眠ったのに、昼間に眠くなることがある（△）
- □ 夜、なかなか寝つけない（▽）
- □ 寝つきが悪く、眠りも浅く、眠っても途中で目が覚めてしまう（▲▼）

Ｑ２　ルーティンワーク（仕事・勉強・家事など）について

- □ やりがいを感じているし、自分には成果や結果を出せる力があると感じている（△▽）
- □ 億劫でなかなかやる気が起きない。やろうとしても眠くなったりする（△）
- □ できなかったときのことを考えると不安になるので、なるべく集中して取り組む（▽）
- □ やれないことに不安を感じるけど、いかんせん体がついていかない（▲▼）

Q 3　食欲について

- □ 食事の時間になると空腹を感じ、いつもおいしく食べられる（△▽）
- □ 食べてもすぐにおなかが空いて、おなかが鳴ることもある（△）
- □ 仕事や作業などに集中していると、おなかが空かない（▽）
- □ 食欲がない、もしくは、空腹でもないのに食べるのをやめられない（▲▼）

Q 4　食べたあとについて

- □ 胃もたれや胸やけなどはほとんどしない（△▽）
- □ ちゃんと食べたのに、すぐにおなかが空く（△）
- □ しょっちゅう胃もたれや胸やけがする（▽）
- □ 食事の前やあとに胃が痛くなることが多い（▲▼）

Q 5　解決しなければならない問題があるときの対応について

- □ すぐに対応策を考え、まとめて、行動に移すことができる（△▽）
- □ いつのまにかほかのことを考えてしまうなど、なかなか考えがまとまらない（△）
- □ 根をつめて考え込んだり、考えすぎて不安になったりする（▽）
- □ 考えようとしても全然集中できず、やる気すら起きない（▲▼）

Ｑ６　日々の疲れについて

□ それなりに疲れはするが、ひと晩眠ればいつもリセットできる（△▽）

□ 疲れるとすぐに眠くなるし、昼間もややだるい（△）

□ 疲れは抜けにくいが、いざ仕事となればがんばることができる（▽）

□ 何をするのも面倒に感じるほど、いつも疲れを感じている（▲▼）

Ｑ７　メンタル・コンディションについて

□ 仕事中は気が張っているが、家に帰れば切り替えてゆっくりできる（△▽）

□ べつにストレスは感じていないが、ボーッとしていることが多い（△）

□ 一日中、ずっと気が張っていて、心がほぐれることがない（▽）

□ 強い不安感や恐怖感があったり、考えるのが嫌で眠りたくなったりする（▲▼）

Ｑ８　手や足の冷えについて

□ 年間を通じて、冷えを感じることはない（△▽）

□ 冷えは感じないが、逆にポカポカして眠くなることが多い（△）

□ たとえお風呂上がりでも、少したつと手足が冷えてしまう（▽）

□ あまりに手足が冷えて眠れない。顔色も悪い（▲▼）

Q9　体重について

□ もう何年ものあいだ、体重に大きな変動はない（△▽）

□ ついつい食べすぎてしまい、太りやすい（△）

□ ストレスが多いと、太りやすい（▽）

□ １年前に比べて、体重が５キロ以上増減している（▲▼）

Q10　いまの自分について

□ いつも活気に満ちていて、心身ともに充実していると感じる（△▽）

□ 大きなトラブルもなく、どちらかといえば充実しているほうだと思う（△）

□ １日１日刺激を受けることで、充実していると感じる（▽）

□ 漠然とした不安を感じている。いつも憂鬱感が抜けない（▲▼）

集計　△＝　　個　　▽＝　　個

判定結果

① △と▽がともに８個以上の人
いきいき能力発揮タイプ（交感神経と副交感神経の両方とも高い）

② △が７個以下、▽が８個以上の人
がんばりすぎタイプ（交感神経が高くて、副交感神経が低い）

③ △が８個以上、▽が７個以下の人
のんびりタイプ（交感神経が低くて、副交感神経が高い）

④ △と▽がともに７個以下の人
ぐったり無気力タイプ（交感神経と副交感神経の両方とも低い）

②③④のタイプに該当された方は、自律神経のバランスを立て直すことが急務です。自律神経を整える生活習慣を身につけ、バランスを改善していきましょう（設問中で△は副交感神経、▽は交感神経が働いている状態を表します。△▽は両方が高い理想的状態、▲▼は両方が低い状態です）

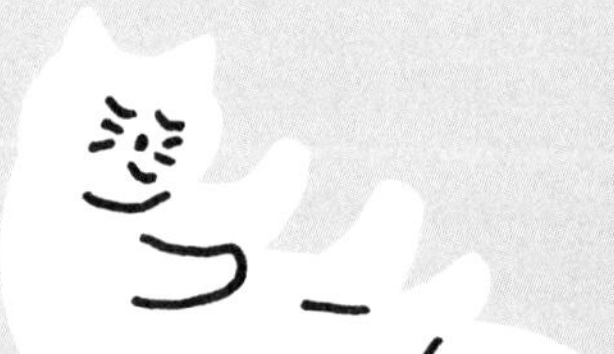

第1章

自律神経が乱れたら、なんでいけないの？

自律神経は「変化」がとても苦手です

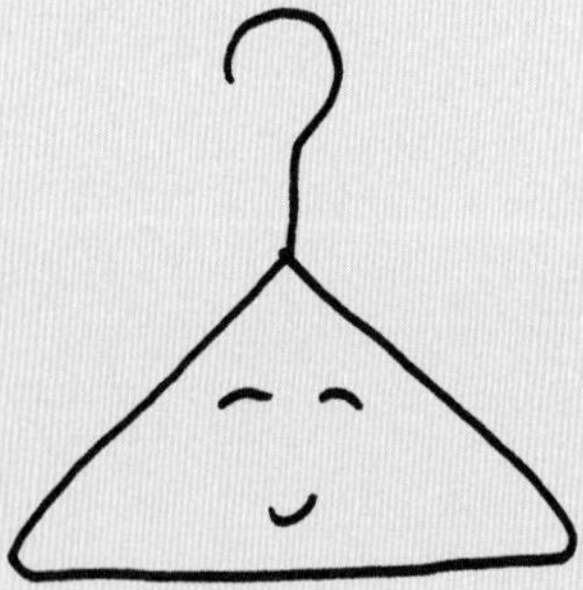

私たちは、もともと**「変化」がとても苦手**です。

人生には、いろいろな変化があります。人事異動や引っ越し、親しい人との別れなどはもちろん、一般的には「おめでとう」と声をかけてもらえるような出来事、たとえば進学や就職、昇進、結婚や出産なども生活の変化を伴います。

そういった変化があった際に、うれしいことなのになぜか疲労感を覚えたり、おなかの調子が悪いことが続いたり、眠りが浅くて夜中に何度も目が覚めてしまったり、なんてことはありませんか？

じつはこれ、すべて**「自律神経」が乱れているから**なのです。

自律神経が乱れる原因はさまざまですが、大きな要因のひとつは「過度のストレスがかかること」です。そして、変化が大きなストレスとなってしまうことは、じつは珍しくありません。

原因不明の不調は、自律神経からのサイン

自律神経は、内臓の働きや代謝、体温などの機能をコントロールするために、意思とは関係なく24時間働き続けています。いわば自動運転のシステムです。自律神経には、人が起きて活動しているときに活発になる「交感神経」と、リラックスしているときや寝ている時間帯に活発になる「副交感神経」の2種類があります。

この2種類の神経がどう作用するかによって、心や体の状態が変わります。交感神経が強く働くと、血管が収縮して血圧が上がり、心と体が活動的な状態になります。一方、副交感神経が優位に働くと、血管が緩んで血圧が下がり、心

と体が休んでいる状態になります。

心と体の状態を活発にする交感神経と、心と体を休ませる副交感神経がうまくバランスをとりながら働いているおかげで私たちの健康は保たれていますが、**このバランスが崩れると心身にさまざまな不調が現れます。**

これが、「自律神経が乱れた状態」というわけです。

自律神経が乱れる要因は、精神的なストレス、過労による肉体疲労、睡眠不足、偏った食生活などといわれています。

現在、なんらかの不調を感じているとしたら、それは「自律神経を整えよう」という体からのサインです。

自分の体と自律神経を知り、自律神経を整えるための習慣を身につけることが、心と体の健康を守るためにはとても大切なのです。

自律神経の乱れは、病気の入り口です

「自律神経失調症」という言葉を聞いたことはありますか？

詳細はのちほど解説しますが、不安や緊張感が高まり、吐き気や多汗、倦怠感《けんたいかん》、頭痛、肩こり、手足のしびれ、動悸《どうき》、不整脈、めまい、不眠などなど、**自律神経の乱れから生じるさまざまな症状の総称を「自律神経失調症」**と呼び、いま注目を集めています。

自律神経とは、「脳が人を操るために伸ばした糸」とでも呼ぶべきものです。私たちの体は、知らないあいだに「自動運転」されています。心臓が動き、呼吸をし、汗をかき、眠くなったり起きたりします。このような動きは、わざわざ意識して行なっているわけではありませんよね。それを担当してくれているのが自律神経のシステムです。

とてもよくできているシステムですから、非常に精密で、少しでも狂ってしまうと、すぐに体の不調として現れてしまうのです。

自律神経のバランスを崩すと、体のあちこちに悪影響を及ぼします。

具体的には、以下の病気を発症することがあります。

- **自律神経失調症**……精神的なストレスや過労が引き金となって自律神経が乱れ、心や体に不調が現れる状態。全身の倦怠感、頭痛、肩こり、手足のしびれ、動悸、不整脈、めまい、不眠などの症状が現れます。

- **神経性胃炎**……ストレスや過労が原因となる胃炎。自律神経のバランスを崩して胃酸が過剰に分泌され、のどがつかえる、胸やけがする、胃が痛む、胃がもたれるなどの胃炎の症状を引き起こします。

●**過敏性腸症候群**……ストレスで腸の働きが悪くなり、腹痛を伴う慢性的な下痢や便秘などを引き起こします。ときに下痢と便秘が交互に起こることもあります。

●**メニエール病**……睡眠不足や過労、ストレスなどが原因で内耳のリンパ液に異常が生じ、めまいや耳鳴り、難聴などの症状が現れます。

●**過呼吸症候群**……過剰な精神的ストレスが引き金となって、突然浅く速い呼吸を繰り返す疾患です。息苦しさや胸の痛みなどの症状が現れます。

これらの病気は、すべて自律神経の乱れから起こりうるものです。さらには自律神経の乱れから、命に関わる大病を発症することも少なくはありません。

自律神経を整えることは、健康を守るうえでもっとも大切な基本事項なのです。

自律神経が乱れると好きだったことが嫌いになります

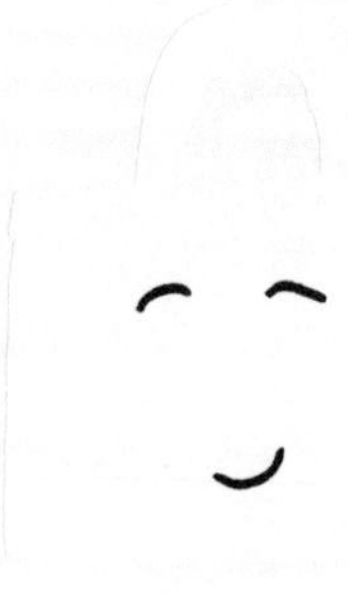

些細《ささい》なことでも大きく乱れ、不調の原因になる自律神経ですが、私が医師として自律神経の研究を始めたのは、じつは**私自身に起きた症状がきっかけ**でした。

大学院を修了後、イギリス、アイルランドで研修医などを務めた私は、30代半ばで日本に帰国し、母校・順天堂《じゅんてんどう》大学の助手になりました。

私はもともと外科医で、当初、自律神経について、あまり意識することはありませんでした。もちろん、医師ですから自律神経についてはひととおり学んでいましたが、それはあくまでも「勉強」のためで、私自身の健康に当てはめて考えたことはそれまでまったくありませんでした。まして、自律神経がどれほど人間の生活に大切かということについては、ほとんど無頓着《むとんちゃく》でした。

小児外科医として忙しく働いていた私は、やがて、想像もしていなかった不調に悩まされることになります。

仕事が好きなはずなのに、日曜の夜は憂鬱な気持ちに

忙しさに比例して体調を崩すことが多くなり、いつでも風邪を引いているような状態で、頭痛や不整脈に苦しめられました。精神的にもイライラすることが多くなり、いま考えると申し訳ない話ですが、周囲に当たり散らすようなことも少なくありませんでした。

それでも、医師としての私は自分自身を「病気」とは判断せず、ただ忙しすぎて疲れているからだろうと考えていました。

ところが、休日に体をゆっくり休めても、症状はいっこうによくなりません。

それどころか、とある日曜日の夕方、テレビから流れてきた「サザエさん」の

テーマ曲を聞いて、どんよりした気持ちになっている自分に気づきました。月曜日が来なければいいのに……という、あの感覚です。

私はそれまで、仕事が嫌いになったことは一度もありませんでした。朝早くから夜遅くまで、長期休暇もとらずに働いていて、周囲からは仕事好きをあきれられていたような状態です。

いまならわかります。**大好きな仕事のはずなのに憂鬱《ゆううつ》な気持ちになってしまったのは、自律神経のバランスを崩していたからだと。**

当時の私は自分自身の「自律神経」に無頓着だったばかりに、危うく充実していた仕事人生を失いかねないところでした。

自分自身が自律神経のバランスを崩してしまったことで、「自律神経」を整えることの大切さに気づくことができたのです。

「加齢」は自律神経の力を減少させます

自律神経（正確には自律神経系）は、「交感神経（系）」と「副交感神経（系）」に分けられます。自律神経の乱れによって引き起こされる代表的な症状のひとつに「自律神経失調症」が挙げられますが、失調とは、アクティブな状態で高まる交感神経と、リラックスした状態で高まる副交感神経の「バランスが崩れること」だと思われがちです。

交感神経が優位なときには副交感神経が優位ではなくなり、反対に副交感神経が優位なときには交感神経が優位ではなくなる、と捉えても間違いではありませんが、実際は、どちらかがつねに大きく優位でいるかのような、スイッチングをしているかのような動きをしているわけではありません。

自律神経が整った、体がもっともよい状態は、交感神経も副交感神経も、両方高いレベルで活動していることが重要です。

つまり、優位といっても、「少しだけ優位」といった程度なのです。

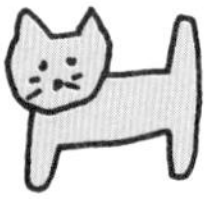

「ストレス」「不規則な生活習慣」「加齢」が自律神経を乱す大きな原因

症状が現れてしまうくらい自律神経が失調している状況の多くは、本来、両方高いレベルで活動しているべき交感神経と副交感神経のうち、交感神経のレベルだけが異常に高く、副交感神経のレベルが異常に低い状況が起きてしまっているケースです。

反対に、副交感神経が異常に高く交感神経が異常に低いケースはうつ病の傾向にあり、両方のレベルが下がっている場合は何もする気がないような状態になります。

かつての私や、ニュースなどで漏れ聞く著名人の方々の症例、そして、慢性的に体に不調を抱えてらっしゃる方々も、おそらくは**どちらかの神経が低レベル**なのだと考えられます。

なぜそうなってしまうのでしょうか。

原因はさまざまですが、ここではまず、代表的な「大物」の原因を3つ挙げておきましょう。

それは、

- **ストレス**
- **不規則な生活習慣**
- **加齢**

です。

ストレスは、言い換えればつねに興奮状態にある状況であり、過剰に交感神経を優位にしてしまいます。

不規則な生活習慣も同じで、睡眠不足や生活リズムの乱れが、本来、副交感神経が優位になるはずの時間を短くしてしまいます。

そして、誰も避けられないのが、ずばり「加齢」です。個人差はありますが、男性は30代、女性は40代に差しかかったあたりから、いわゆる「体力の衰え」を自覚することが多くなります。

振り返れば、私も最初の不調を感じたのは、30代でした。データをとってみると、**男性は30代、女性は40代から、副交感神経だけが急に低下する時期**があります。反面、交感神経はそこまで急激な低下が見られません。

つまりは、**副交感神経をなるべく下げないようにすれば、健康でいられるはず。**そのヒントは、本書の後半で紹介していきます。

交感神経と副交感神経の1日のリズム

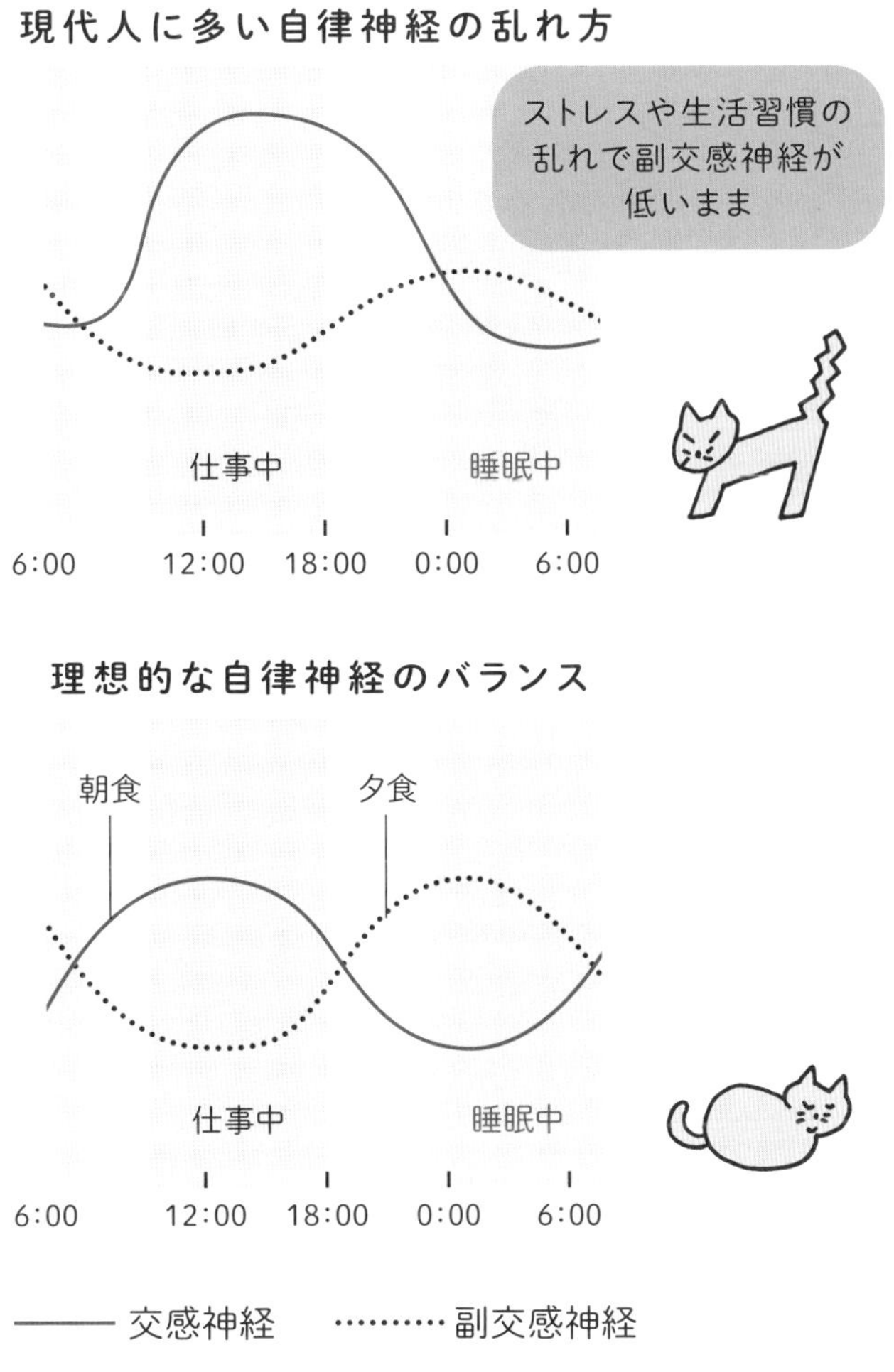

産後クライシスは
自律神経の乱れが
原因です

女性のライフステージが大きく変わるタイミングはいくつかあります。そのなかでも、身体的な変化や負担が重い出産前後、そして、子育てが急に生活の中心になってくる時期は、まさに大きな変化といえます。当然、それまでの人生では経験のない状況の連続になります。

とくに、多くの方がもっともつらいと感じるのは、出産直後から半年程度の期間です。自律神経が未発達な赤ちゃんは、大人とは睡眠のサイクルがまったく違います。この間、ほとんどの人は満足にまとまった睡眠をとれません。

そして、まだ言葉を発しない赤ちゃんの健康状態は、いつでも気になって当然です。何を訴えて泣いているのか、何をしてあげるべきなのか。気を抜けない状況が続くことで、強いストレスがかかります。

ようやく子どもが成長してくると、今度は幼稚園や保育園に通わせたりするなかで、新しいお付き合いも増えてきます。育児休暇を終えて仕事に復帰する人は、出産前に比べて仕事の仕方も大きく変わってきます。こういった変化が連続するのですから、ある意味、ストレス過多でイライラするのも当然のことです。

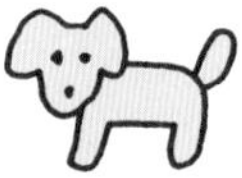

出産後はホルモンの減少と生活の変化で自律神経が乱れがち

ところで、産後に起きるイライラ、いわゆる「産後クライシス」も、かなりの部分は自律神経の乱れで説明ができます。

まず、産前産後の身体的な変化は、当然、自律神経に影響を及ぼします。とくに産後は、それまで出産に備えていた体が一気にもとに戻ろうとし始めます。具体的には、**出産前にかけて増えていた女性ホルモンが、出産後、急に減少してしまう**のです。

そこへさらに乳児の子育てという、初めての体験が重なるわけです。前の項目で、自律神経を乱す大きな原因として３つを挙げたことを覚えていますか？

そう、（1）ストレス、（2）不規則な生活習慣、（3）加齢、です。

慣れない子育てには、新しい知識の吸収やしたことのない家事の増加、夜泣きと授乳による睡眠不足、子どもの成長に伴う環境の変化……と、ストレスや不規則な生活習慣を呼び込むしかない状態が絶え間なく続きます。

新しい命を育む喜び、子どもが成長していく様子を間近で見ることは感動的で、ときにはストレスを緩和してくれることもあるでしょう。しかし、大切な命だからこそ、強い責任感を持ち、ミスをしてはならないという思いから自律神経の乱れが生じるのは、ある意味当たり前です。

育児の合間に、**自分自身の自律神経を気遣ってあげることも、ぜひあらかじめ覚えておくといいでしょう。**

昇進後には自律神経が乱れます

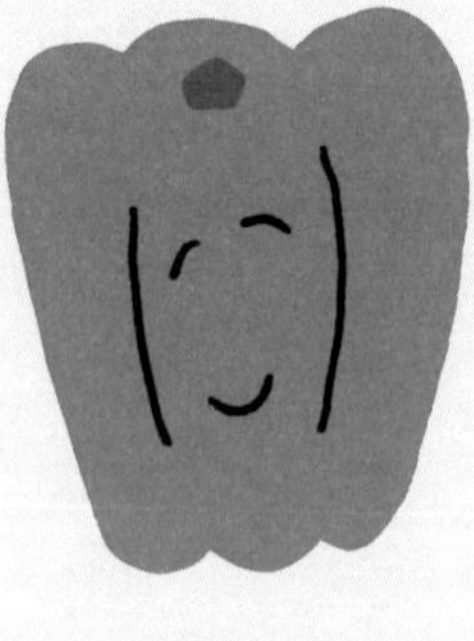

職場での昇進は、基本的におめでたく、喜ばしいことのはずです。肩書きも立派なものになり、責任感も生まれます。もちろん、お給料もよくなるでしょう。何より、それまでの仕事ぶりが認められたことは素直にうれしいですし、部下や後輩を指導することを誇らしく感じる瞬間が多々あるはずです。

ところが、です。**おめでたいはずの昇進に伴って、体調を崩してしまう例が、じつは少なくないのです。**

疲れやすくなった、なんとなく体が重い、睡眠が浅い、すぐにイライラしてしまう……こんな状態が、散発的に起きるようになります。そうなると、昇進を喜ぶどころか、むしろ、もとの気楽な立場に戻してほしいと思ってしまうこともあるでしょう。

自分だけではありません。配偶者やパートナーがこのような状態になってしまえば、プライベートにもよくない影響が及んでしまうかもしれません。

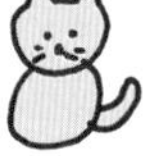

昇進に伴うストレスも うまく使えれば成長のスパイスに

日本は、ほかの先進国に比べて、「指導的地位（一定の管理職、役員など）」に占める女性の割合が少ない国です。そこで、官民をあげて女性比率を30％まで引き上げようと目標を掲げていますが、残念ながらなかなかうまくいっていないようです。

最近では、とくに若い世代の方々は、そもそも出世なんてしたくない、管理職にはなりたくないと考える人が増えていると聞きます。責任が増える、ストレスが増す、そして女性の場合では、仕事と家庭の両立が難しくなる、などの理由が挙がるようです。

自律神経の面からこの状況を考えますと、昇進する、管理する立場になる、というのは、社会人としての自分にとって、大きな環境の変化そのものです。そして、変化は自律神経を乱す大きな原因のひとつになりえます。

ということは、結果的に、出世や昇進が自律神経失調症の原因となってしまった、という状況は、案外簡単に成立してしまうことになります。私たちもそうした患者さんを診ることは少なくありません。

変化に伴うストレスは、悪い面だけでなく、適切でさえあれば、自分を人間として成長させてくれるスパイスにもなります。

あらかじめその点をわかっていて、自律神経の整え方を知っていれば、昇進に伴う変化を、いい形にだけ生かして自分を伸ばしていけることでしょう。

「厄年」とは
自律神経を気遣う
年のことです

「厄年」って、みなさんはどう感じていますか？

女性の厄年（本厄）は、宗派によって違いはあるそうですが、一般的に数え年で19歳、33歳、61歳。男性は、25歳、42歳、61歳です。このほか、女性は37歳が「小厄」とされています。

私自身の記憶でも、20歳前後で厄年を意識している人は多くなかったと思います。まして、実際に厄払いをしたという人は周囲にはいませんでした。

ところが、30歳を過ぎると、気にし始める人が急に増えるのではないでしょうか。

「そろそろ厄年か……」と意識することは、もうそんな年になったのかと感じる経験でもありますし、友人同士で「厄払い行った？」と言い合ったり、体調やメンタル面にトラブルがあると、「それ、やっぱり厄年だからじゃない？」などといった会話をした記憶もあるでしょう。

私も、初めて体の不調を意識したのは30代のころ。それまでは、ラグビーをやっていたこともあって体力には自信がありましたし、仕事はやる気でみなぎっていましたから、「厄年」とは無縁でした。

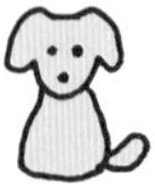

男性30代、女性40代は副交感神経が低下するタイミング

ところで、この状況を自律神経の面から考えると、理由はかなりクリアになります。

20代の段階では、副交感神経の働きが高く保たれ、交感神経とのバランスがとれていることが多いのですが、男性の場合は30代、女性は40代になると、どうしても副交感神経の働きが低下しやすくなり、バランスが崩れて交感神経が優位になりやすくなってしまいます。

その結果、血流が悪くなり、さまざまな不調が現れ、メンタル面にも影響が及び……という流れになっていくわけです。

多くの一流スポーツ選手が30代、遅くとも40代で引退していくのも、同じ理由だと考えられます。また、引退前に一度調子を崩したあと、大きな実績を作るアスリートがいますが、これは経験と知見から、自律神経を整える意識、そして方法を得たからだと思います。

もしかしたら、昔の人たちはそのことを経験的に知っていて、厄年のタイミングを決めたのかもしれませんね。

「そういえば、そろそろ厄年か」なんて意識をするようになったなら、

自律神経への意識も高めていくといいでしょう。

自律神経の乱れが、
がんの発症に
関係することもあります

自律神経のバランスを保つことは、病気そのものの進行や、治療の見通し（予後）に影響を与えることがあります。

岡山大学の神谷厚範教授などの研究グループは、2019年、**自律神経ががんに影響を及ぼすことを発見した**と発表し、イギリスの科学誌「ネイチャーニューロサイエンス」に掲載されました。

そのポイントとは、

- 自律神経が乳がん組織内に入り込み、がんの進展や予後に強く影響すること
- ストレスなどによる交感神経の緊張が、がんを進展させうること

そのうえで、

- 自律神経を操作する神経医療（遺伝子治療など）が、がんの新規治療戦略になる可能性があることが示唆された

の3点です。

免疫力を高めれば、がん細胞をやっつけられる

とくに、交感神経の緊張ががんを進めてしまう可能性があることを、是非よく覚えておいてください。自律神経を整えることの大切さは、自律神経失調症を防ぎ、直すためだけではありません。なぜなら自律神経が乱れると、私たちの体のなかの「免疫系」と呼ばれるシステムの働きが悪くなってしまうのです。

免疫とは、ウイルスや細菌から体を守る仕組み。

がん細胞をやっつけるのも、免疫力があってこそです。

私たちの体では、日々、何千個ものがん細胞が生まれていますが、それを来る日も来る日もやっつけてくれているのは、血液のなかにある「白血球」です。

白血球は自律神経と密接な関係があります。白血球のなかには「顆粒球《かりゅうきゅう》」、そして「リンパ球」と呼ばれるものがありますが、前者は交感神経が優位になると増え、後者は副交感神経が優位になると増える特性があります。そして、両者のバランスがとれていることがとても大切です。つまり、自律神経が整っていてこそ、白血球は本来の機能を発揮できるわけです。

自律神経が乱れ、交感神経が優位になると、顆粒球が増えます。顆粒球は比較的大きな異物を処理するのですが、増えすぎると、本来処分する必要のない菌まで殺してしまい、かえって健康に悪影響を及ぼしてしまうのです。

そして、ウイルスなどの小さな異物に対処する「リンパ球」が少ないと、風邪を引きやすくなります。かといって、こちらも過剰に増えると、わずかなものにも反応してしまうようになります。**バランスが整っている状態こそ、最強の免疫力で、がんをはじめとする病気をもっとも遠ざけてくれるのです。**

目の老化現象で
自律神経が乱れる
ことがあります

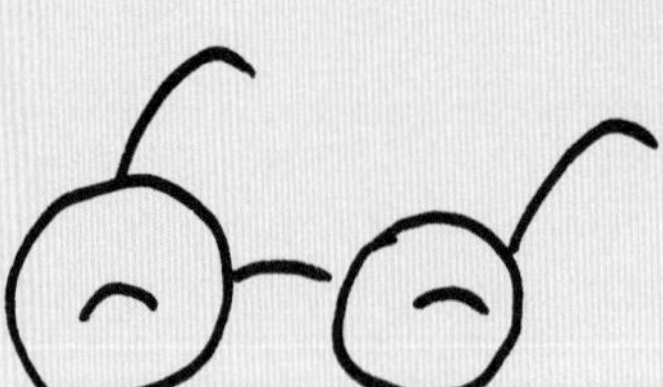

まぶたが重く感じる人、たるんで見える人がいます。やがて皮膚が視界をさえぎり見えにくくなってしまったり、うまく目が開かなくなってしまったりするようになると、専門的には「眼瞼下垂《がんけんかすい》」と呼ばれる症状と診断され、手術を行なって治療します。早ければ50代でなる人もいます。

これは、一般的に老化によって起きるとされています。白内障と並んで、誰でもなってしまう可能性のある代表的な目の老化現象です。皮膚は、加齢に伴ってどうしてもたるんでしまうからです。

一方、眼瞼下垂には、まったく別の原因もあります。まぶたを上げる筋肉の働きがうまくいかなくなることです。専門的には、「眼瞼挙筋《きょきん》」と呼ばれる部位なのですが、その働きが弱まってうまく機能しなくなるのです。

どちらが原因の場合でも、人は目を開くために、額の筋肉を代用的に使い始めたり、あごを上げたりといった無理をするようになります。視界が狭くならないようつねに意識し続け、顔の筋肉がずっと緊張している状態です。すると、額にしわが起こりやすくなるだけでなく、肩こりや頭痛を誘発するといわれています。

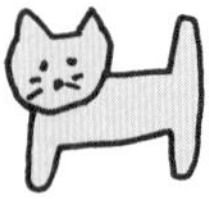

眼瞼下垂による無理な動きは自律神経が乱れる原因に

眼瞼下垂による無理な顔の筋肉の動きが、じつは自律神経の乱れの原因になってしまうことがわかってきています。

眼瞼下垂の症状をとくに感じていない人であれば、視界を確保するためにわざわざ力を使うといった状況自体を経験したことがありません。目を開けていられることが当たり前だからです。

しかし、だんだん症状が悪化してくるとそうはいきません。目が見えていることは、通常の生活を支えるための非常に重要な条件のひとつです。見えるようにするために、つねにがんばって無理やり目を開こうとするようになります。

ストレスや緊張は、そもそも自律神経を乱す大きな原因のひとつですが、まぶたの裏側にあるミュラー筋という筋肉は自律神経とつながっているため、より直接的に自律神経を乱してしまう原因になりうるのです。

眼瞼下垂は誰でもなりうる病気ですが、**ただ視界の問題が起こるだけでなく、自律神経にも影響が及ぶ**ことを、あらかじめ知っておくといいでしょう。

自分自身だけでなく、親や年上の知り合いが眼瞼下垂の症状を訴えているなら、迷わず早めに治療をすることで、ＱＯＬ（生活の質）の大きな低下を防げるはずです。

「手汗」「脇汗」「冷や汗」は自律神経の乱れです

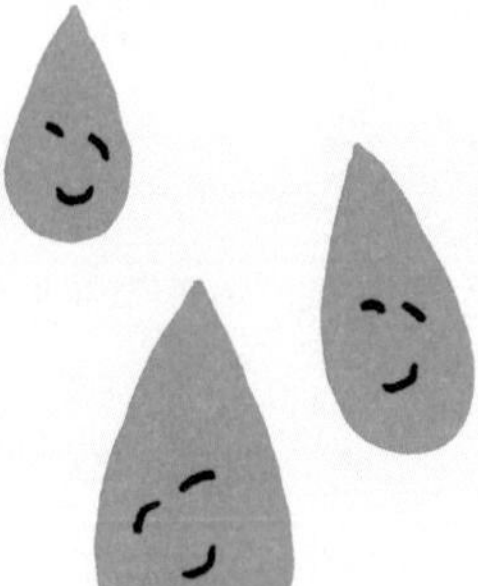

私たちは暑いと感じると、体温を調節するために汗をかきます。これは体感できる自律神経の典型的な働きのひとつですよね。

暑いからエアコンをつけよう、という場合は自分で考えたうえでリモコンのボタンを押さなければいけませんが、暑いから汗を何ミリリットルかこう、などとはわざわざ考えません。これも、自律神経による自動運転の機能です。

汗は、緊張したり、不安を覚えたり、興奮したりすると、体温にあまり関係なくかくこともあります。実際に発汗しなくても、「冷や汗をかいたよ」という慣用句として使われるくらいですから、これも一般的な現象です。

緊張して汗をかくケースは、**「発汗恐怖症」**とも呼ばれます。

原因は、ストレスそのものです。

ちょっとヒヤヒヤするくらいならとくに問題はないのですが、ときにはつねに大汗をかくようになり、日常生活にも影響が及ぶケースもあります。汗がいろいろな部位から吹き出し、つねに濡れていることで通常の動作が難しくなってしまうのです。衣服に汗が染みるだけでなく、大切な書類を濡らしてしまったり、スマホやパソコンがうまく動かなかったり、モノをうまくつかめなかったり、ということもありえます。

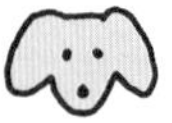

汗の量を抑えるには自律神経を整えることが大切

こうした「多汗症」は、内分泌系の疾患によって体全体からまんべんなく発汗する場合もありますが、特定の場所から集中して出ることもあります。

脇の下、手のひら、足の裏、頭などが典型的です。これらの局所的な多汗症の場合、自律神経が乱れていることが原因だと考えられます。

つまり、**脇の下や手のひらなどからの異常な発汗は、自律神経が乱れているよ、という重要なサイン**だと考えられるわけですが、多くの人は「しょせん汗だから」としか考えておらず、そのまま放置してしまうケース、あるいは単に発汗に対応するための行動をするだけ（制汗剤、パッドなどの使用や、衣服の色で対応するなど）が大半のようで、なかなか自律神経を整えたり、医師の診療を受けようと考えたりはしないようです。

しかし、そのままにしておけば、やがてもっと「多様」な自律神経失調症の症状が現れる可能性が高いと考えたほうがよいでしょう。

生活に支障が出るレベルの局所的多汗症であれば、早めに医師の診断を受けることをおすすめします。そこまではないものの、局所的な発汗が気になる人は、ただ汗を抑えることだけを考えるのではなく、自律神経を整える根本的な対応を始めましょう。ほかの症状もケアできるいい機会になるかもしれません。

SNS依存症は自律神経を乱します

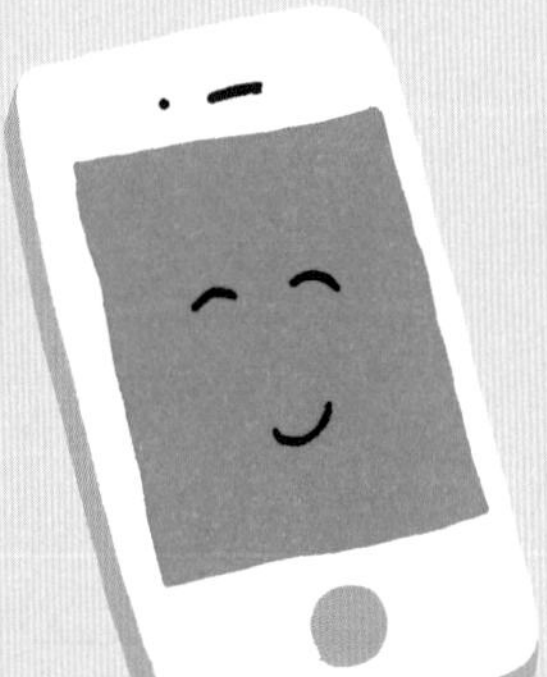

自律神経を乱す大きなきっかけのひとつがストレスであることは繰り返し述べてきましたが、**ストレスの9割方は、ずばり人間関係に原因がある**といえるでしょう。極端な話をすれば、ごく少数の仲良し以外、誰とも関わらずに生きていくことができれば、人間関係によるストレスはほぼゼロにできるでしょうけれど、現代社会ではなかなかそうはいきません。

私の場合、人間関係の基本的なスタンスは、日光東照宮《にっこうとうしょうぐう》の猿のように、「見ざる・聞かざる・言わざる」の徹底です。自分に対する評価や情報は見たり聞いたりしませんし、同時に人に対する評価や、とくにネガティブな情報を軽々しくいわないようにしています。

ところで、ここ10年で急速に普及したＳＮＳは、まさに「見ざる・聞かざる・言わざる」とほぼ正反対の状態を作り出しているといえます。

自己顕示欲、承認欲求を満たせる反面、他人のすてきな情報を目にして引け目を感じたり、コンプレックスを抱いたりすると、強いストレスになります。かといって、そんなことをＳＮＳに書き込んだりはできません。論争にでもなってしまえば目も当てられません。

同時に、自分からの発信が、誰かにとってのストレスになっている可能性もあるわけです。

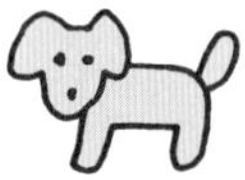

ＳＮＳは便利に使うのがベスト 余った時間で自律神経を整えよう

ＳＮＳは情報収集のツールとして、そして友人や仲間などとの連絡用としてとても便利なことは否定できませんから、ツイッターやインスタグラムを見てはいけない、などというつもりはありません。

ただ、医師としての見解からは、ＳＮＳは、中毒性も高く、時と場合によって自律神経を大きく乱してしまう存在になりかねないと考えざるをえません。

ポイントは、「他人が過度に気になるかどうか」にあるのではないでしょうか。単に情報として収集しているのではなく、自分より優れている人を見て悲しい気分になるのも、自分より劣っているように見える人を見て勝ち誇ったような気分になるのも、自律神経の面からは健全とはいえません。ＳＮＳから受ける有用さを、「害」が超えてしまっているように感じます。

ＳＮＳには依存しすぎず、いい面だけを切り取って上手に使えるように努めるのがよいでしょう。

そしてその代わりに、ＳＮＳに費やす時間を、自分自身を充実させることや健康を向上する時間にあてることをおすすめします。そうすれば、自律神経が整い、「ＳＮＳ依存症」から脱却できるはずです。

リモートワークによるストレスも自律神経を乱します

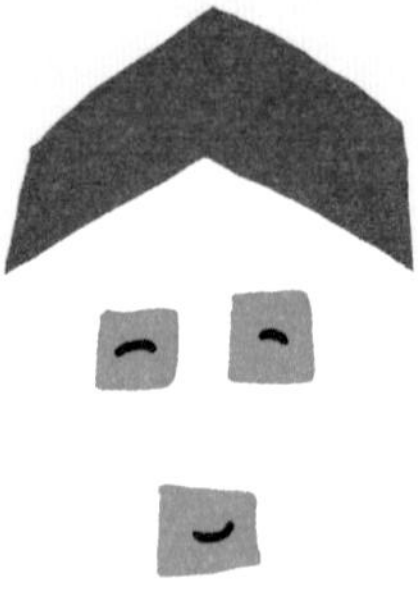

新型コロナウイルス感染症の流行によって、私たちの生活、暮らし方も大きく変化を強いられました。その代表のひとつは、いわゆる「リモートワーク」、または「テレワーク」「在宅勤務」と呼ばれる働き方の形です。

リモートワークが、必ずしも自律神経に悪い影響を及ぼすとは思いません。

通勤しなくていいというのは、通勤時間が長い人ほど大きなメリットになりますし、決して快適とはいえない電車での長時間通勤から解放されること自体は、自律神経にプラスに働く部分も多いでしょう。

また、なんとなく帰りづらい、といったような人間関係もあまり気にしなくてよくなります。仕事が終われば、即、自宅でのプライベートな時間に戻れますから、子どもや家族と過ごす時間も増えることでしょう。

しかし、必ずしもいいことばかりではありません。**リモートワークがもたらす不調も当然存在します。**

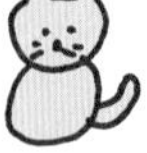

急な働き方の変化は、ストレスを感じて当然です

まず、２０２０年に一気に広まったリモートワークへの取り組みは、社会的に意図して起こったわけではなく、あくまで感染症に対して急を要する出来事でした。好き嫌いに関係なく、いきなり大胆に起こった変化です。

前述したようなメリットと引き換えに、一人ぼっちで仕事をしなければならない孤独感、集中力をキープすることの難しさ、あるいはつねに子どもを気遣いながら仕事を継続する大変さなど、想像もできなかった事態が起こりました。

意図しない大変化は、当然に大きなストレスも生み出します。しかも、その影響は人によって、条件によってさまざまです。

そのなかで、**不調を示すようなシグナルを感じたら、自律神経を気遣ってみるのがよさそうです。**

注意力が散漫になる、孤独感を抱く、集中できない、成果が上がらない、眠れない……といったメンタル面だけでなく、つねに電子機器と向き合わなければならないことによる肩や首のこり、目の疲れなど、これまで意識しなかった不調が、やがて自律神経をさらに乱してしまうことは明らかです。

とくに、リモートワークやオンライン授業で長時間モニターを見ることが多くなったことで、**目の酷使が深刻**です。目のピント調節機能は自律神経が担っています。目の疲れを感じたら、自律神経任せにせずに、意識的にまばたきをするようにしてみてください。

そして目に限らず、不調を感じたら早めに自律神経の整え方を考えてみましょう。

「自律神経失調症」は、誰もがかかる可能性のある病気です

最近、芸能人やスポーツ選手といった有名人が、「休養のためしばらく活動を休止します」といった発表を行なって、私たちを驚かせるニュースを目にするようになったと思いませんか？

「急にどうしたんだろう？　あんなにキラキラ輝きながら活躍していたのに」

「元気そうに見えたのに、じつは体調が悪かったのかな」

そんな感想が、ＳＮＳやネットニュースを飛び交います。

そんなときに目にするキーワードが、**「自律神経失調症」**です。


自律神経とは、私たちの生命活動を支えてくれている大切な「自動運転」のシステムで、いちいち命令を出さなくても意識とは無関係に働いています。

心臓が全身に血液を送ったり、食べたものが胃腸で消化・吸収されたりするのも、すべて自律神経の働きのおかげです。

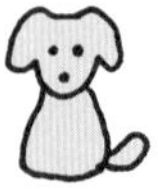

がんばっている人ほど要注意？
急に体が動かなくなることも

ところが、このシステムが壊れると、思わぬ現象が起きることもあります。

普段、みなさんの前で元気な姿を見せている著名人の方々のなかにも、不規則な生活が続いたり、緊張やプレッシャーにさらされる日々が続いたりすることで、自律神経を乱されるケースがあります。

めまいや吐き気が続くといった症状や、歌手の方で声が出なくなってしまったという深刻な症例もあります。

日米のプロ野球で活躍し、いまも後身を指導しながら現役を続けている川崎宗《かわさきむね》則《のり》選手は、元気で明るいキャラクターでも知られています。そんな川崎選手が2

018年、自ら申し出て退団した理由もまた、自律神経の不調でした。頭痛や体の痛みが続き、体が動かなくなってしまったといいます。

芸能人やアスリートのみなさんは、ファンの方々に元気で活躍している姿を見せることを使命に感じ、日々努力を続けられている方が多いのだと思いますが、じつはがんばっている人ほど自分に厳しく、自身の体調不良に気づかないことも少なくありません。また、著名人に限らずとも、「弱音を吐かない」ことを美学とする日本の文化はいい面もたくさんありますが、それで体を壊してしまっては元も子もありません。

長く続けてきた仕事や活動でも、いつの間にか自律神経のバランスを崩してしまうことは多々あります。

「自律神経失調症」は、誰もがかかる可能性のある病気なのです。

肩こりや便秘。
原因は自律神経失調症
かもしれません

自律神経が乱れてしまうと、どのような症状が起こるのでしょうか。

ここまで見てきた著名人や私自身の例だけでもいくつか具体的な症状がありましたが、実際はそれだけではありません。

というより、あれもこれも、「えっ！　こんなものまで!?」といいたくなるくらい、じつにさまざまな症状が、自律神経の乱れによって起きる「自律神経失調症」の範疇《はんちゅう》だと考えられるのです。

「病院に行くほどではないけど、なんだか最近調子悪いな」といった慢性的な不調については、まずは自律神経を疑ったほうがよさそうです。

自律神経が乱れると、体には、大きく分けてふたつの「よくないこと」が起こります。

ひとつは「血管の収縮」。血液の流れが悪くなり、いわゆる「ドロドロ」の血液になりやすくなります。

もうひとつは「脳と内臓のダメージ」です。これらは自律神経がコントロールしていますから、当然といえば当然ですよね。

不安やイライラは、自律神経からのサインです

その結果、どのような症状が起きるのでしょうか。

症状は、「精神的」な不調と、「身体的」な不調に分けられます。

【精神的不調】

不安、不眠、情緒不安定、イライラ、集中力の低下など

【身体的不調】

頭痛、動悸、息切れ、めまい、肩こり、便秘、肌荒れ、疲れやすくなる、倦怠感、冷え、息苦しい、手足のしびれなど

これらすべてが、自律神経の不調から来ていると考えられます。

まあこの程度なら我慢できるかも……というのはよくない考え方です。これらの症状は、自律神経がうまく働かなくなっているサインだと考えてください。

アラームが鳴っているのにそのまま放置しておけば、もっと深刻な症状を招く恐れが高くなります。

動脈硬化、脳梗塞《のうこうそく》、心筋梗塞など、生死に直結する危険な病気につながる場合もあります。まずは自律神経からのサインをしっかりと認識しましょう。

自律神経が乱れると学校にも行けなくなります

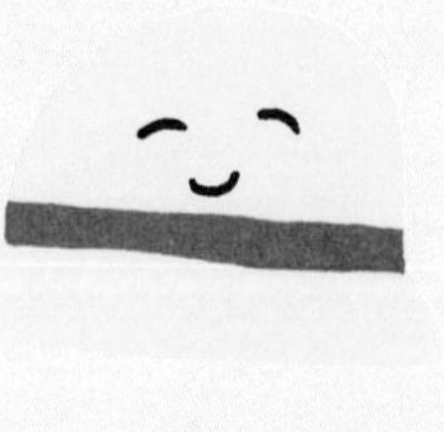

自律神経の力が低下する要因に加齢があることは前述しましたが、じつは近年、自律神経の力がまだ発展途上の小中学生、高校生などの若い世代で自律神経のバランスを崩す症例が見られることがあります。

それは、**「起立性調節障害（ＯＤ）」**と呼ばれるものです。

代表的な症状としては、朝起きられない、ひどくめまいがする、頭痛や腹痛がする、心拍数が上がる……などが挙げられます。

これらはじつは、周囲から誤解を受けやすい状況です。

学校に行きたくないから「仮病」を使っているのではないか、いわゆる「サボりぐせ」がつき始めているのではないか……などなど。そう思うと、つい「教育的に」強く当たってしまい、さらに本人を追い込んでしまいかねません。

この起立性調節障害も、じつは自律神経失調症と捉えて治療方法を考えることが大切なのです。

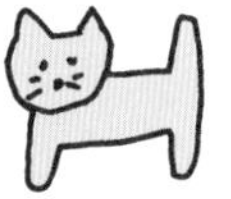

朝起きられない子には自律神経のケアから始めましょう

まず、起きられない、急なめまいに襲われることがある、血圧や心拍数が安定しないというのは、典型的な自律神経の不調のサインです。どれも、意識してコントロールできるようなものではありませんよね。

とくに中高生くらいの年代は、心身が大人へと変化していく過程にあるわけですから、さまざまの理由で自律神経が不安定になりがちです。そこに、進学や転校、クラス替えなどの環境の変化によるストレスが加わると、**大人の場合と同じように自律神経を乱してしまうことがあるのです。**

それを、生ぬるいとか、気合いが足りないなどという考え方で無理に「解決」

しようとすればするほど、かえって子どもは追い込まれてしまいます。

自律神経失調症を改善するもっともシンプルな法則のひとつは、「早めに病院に行くこと」です。

もしも学校に行くのがつらいお子さんに、立ちくらみや疲れやすさ、長い時間立っていられない（最悪は失神することも）などの症状が見られる場合は、まずは受診してみることを強くおすすめします。

親を心配させたくなくてどうにか家を出ても、学校に向かう途中で座り込んでしまうなどという場合もありますから、**頭ごなしに叱ったりせず、自律神経の乱れを疑うことから始めてみてください。**

更年期障害は自律神経失調症が影響しています

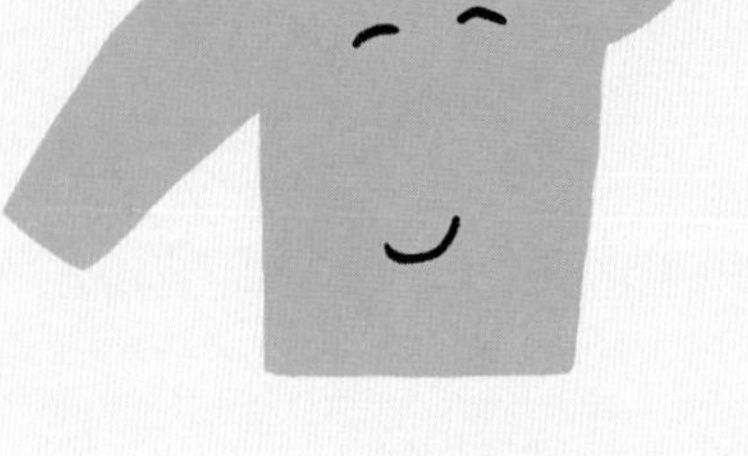

40代後半以上の女性で、疲れやすい、イライラする、といった症状を感じた場合、「いよいよ更年期なのかな？」と考える方も多いのではないでしょうか。

更年期障害で自覚する症状のなかでもっとも多いのは、疲労感です。「更年期疲労」とも呼ばれていますが、単に加齢によって疲れを感じることもありますから、必ずしも更年期の症状と直感しない人も少なくないようです。

更年期障害がなぜ起きるのかを簡単に説明しますと、加齢に伴い、40代半ばごろから「エストロゲン」という女性ホルモンの分泌量が急激に減少し始めるからです。

その後、平均で50歳ごろに閉経に至るのですが、そもそも生理（月経）も自律神経によって司られています。

更年期障害のおもな症状は、疲労感のほかにもいわゆる「ホットフラッシュ」

（急なほてりや発汗）、月経不順、動悸、不安感などの情緒不安定、不眠などさまざまです。

更年期障害の症状は自律神経失調症そのもの

私は、こうした典型的な更年期障害の症状が、実際は自律神経失調症そのものであると考えています。

なぜなら、女性ホルモンの減少は誰にでも起こるのに、更年期障害とされる症状を強く訴える人もいれば、ほとんど感じない人もいるからです。

じつは、更年期障害におけるさまざまな症状も、自律神経が乱れていると、より重くなってしまうことがわかってきました。

実際に更年期障害の症状が重い人の自律神経を測定すると、副交感神経が低いままの、典型的な自律神経失調症の状態であることがわかります。なかでも、自律神経を乱すと起きてしまう「血管の収縮」が鍵を握っています。血液の流れが悪くなると、臓器の機能は下がり、体温調節は難しくなり、どんどん疲れやすい体になってしまいます。

そして、疲れたからといって休んでも治るわけでもなく、憂鬱になってしまうのです。自律神経を乱しているのですから、そこにアプローチしないとなかなか改善しないわけです。ちょうど、私が帰国後に悩んでいた症状と似ていますよね。

更年期障害の治療といえば、ホルモンを補充することが一般的ですが、一方で薬の副作用を心配する声もあるので、まずは自律神経を整えることを、ぜひ考えてみてほしいのです。

若い女性に更年期障害に似た症状が増えています

前述したように、更年期とされる時期は、平均的に閉経する年齢のプラスマイナス5歳、つまりは45〜55歳ごろと考えるのが一般的です。

ところが最近は、より若い年齢の女性にも、更年期障害のような症状が増加しているという話を聞きます。

30代、あるいは20代でも女性ホルモン「エストロゲン」の量が減ってしまう例があるというのです。

女性ホルモンを分泌しているのは卵巣ですから、20代や30代の女性が、卵巣から出る女性ホルモンが減ってしまっているという状況は考えにくいのですが、同時に、自律神経との関係で読み解いていくと、説明がつくのではないかと考えられます。

若年性更年期障害とされる女性は、多くの場合、強いストレスを受けています。つまりは、自律神経を乱されている状態にあるのです。

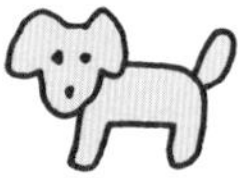

ストレスを受けると自律神経が乱れ、卵巣にも悪影響

卵巣がストレスに弱い臓器であることは確かです。したがって、ストレスによって女性ホルモンが減少することは起こりえます。

一方で、前項でも説明したとおり、女性ホルモンが減少したからといって、必ずしも「更年期障害」を起こすわけではありません。

ということは、なんらかの理由で強いストレスを受けている若い女性のなかにも、更年期障害のような症状を訴える人もいれば、そうでもない人も存在しうると考えられます。

私はむしろ、強いストレスを受けていることによる「自律神経失調症」のケアをしてほしいと思います。なぜなら**自律神経の乱れによって、卵巣も影響を受けるから**です。

女性ホルモンも、自ら意識して出しているわけではありません。自律神経が司っている脳の「視床下部」と呼ばれる場所から、「脳下垂体」という場所を経て司令が行き、その結果、分泌されるわけです。

ということは、ストレスを受けて自律神経が乱れることで女性ホルモンは減少しますし、「若年性更年期障害」として認識している症状も同時に起きている可能性があるということです。

若い世代の方で「まさか、もう更年期？」と感じるような症状があったら、まずは自律神経を整えることから考えたほうがよいでしょう。

男性にも更年期障害が増えています

更年期障害は女性にだけ起こるもの……かつては多くの人がそう考えていましたが、最近は男性にも起こることが知られるようになりました。

おもな症状は、疲れやすい、イライラする、憂鬱になる、うまく睡眠がとれない、精力の低下などなど。ただ、男性の場合、こうした症状を自覚しても、会社や家庭でストレスを感じているからだとか、年のせいだから仕方がないなどと考え、我慢したり、やり過ごしてしまったりする人が多いように感じます。そもそも、男性に更年期があるとは知らない人も少なくないでしょう。

ところが、場合によっては症状のせいで仕事の質に影響したり、仕事ができなくなってしまったりするケースもあるといいます。

ちなみに私自身の経験をお話しすると、更年期とされる45～55歳の時期に、あまり不調を感じた記憶はありません。

男性更年期の原因もまたホルモンの減少によるもので、男性ホルモンの「テストステロン」も40代から急激に減っていきます。
では、同年代の男性と同じような状況にありながら、なぜ私には影響がなかったのでしょう？

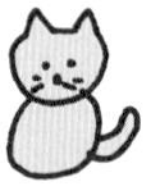

自律神経を整えることが男性更年期を乗り越えるコツ

私自身の例でいえば、30代前半から自律神経を研究し始め、自分自身も自律神経を乱さないように気遣ってきたおかげだと自負しています。つまり、テストステロンの減少は私にも起こったはずなのに、あまり悪い影響は受けずにすんだようです。

閉経のない男性にとってテストステロンの減少が始まる時期はさまざまで、40

歳を過ぎたらいつでも可能性があります。そして、テストステロンの分泌も、もちろん自律神経がコントロールしています。

ということは、ちょうど30代前半から自律神経を乱さないように心がけていたおかげで、私は急にホルモンのバランスを乱さずに、男性更年期を過ごすことができたのかもしれません。

症状が出ても無理をして、対症療法的な薬に頼ってしまうケースもあるでしょう。疲労回復ドリンクを飲んだり、長時間眠るようにしたりすることでもある程度は回復しますが、やはり根本的な解決にはなりません。

私は、より広い意味で、**自律神経を大切にすることが、男性更年期をうまく乗り越えるコツ**になると考えています。

周囲に調子の悪そうな男性がいたら、ぜひ自律神経を整える生活習慣をすすめてみてください。

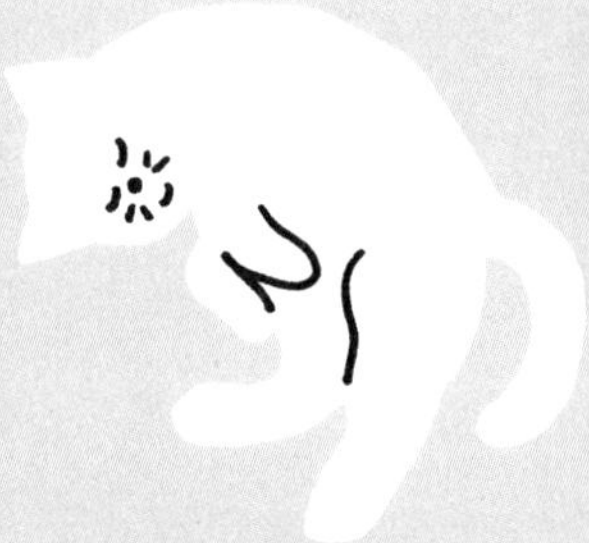

第2章

そもそも、自律神経って何？

あなたの体を自動で
「ちょうどいい感じ」に
してくれる機能。
それが自律神経です

第1章をお読みいただければ、私たちの体や心がどれだけ自律神経によって左右されているのか、その結果、自律神経が乱れてしまうとどんなことが起こるのか、おわかりいただけたことでしょう。

私たちの体は、自律神経という、非常によくできた、そして繊細な仕組みによって、意識することなくコントロールされています。

最近は、家電製品や自動車などにも、あれこれいちいち指示をしたり調整をしたりしなくても、自動で「ちょうどいい感じ」にしておいてくれる機能がついていますが、**人間にはずっと昔から、自動運転の装置が生まれつきインストールされている**というわけです。

人も、脳と体が情報を交換しながら、脳から体を「いい感じ」にするよう指令を出します。心臓を動かし、汗や震えで体温を調節し、眠ったり起きたりして、血液を巡らせ呼吸を絶え間なくする……自律神経とは、「脳が人を操るために伸ばした糸」とでも呼ぶべき機能を備えています。

第2章ではこの自律神経の仕組みについて、もう少し細かく述べていきましょう。

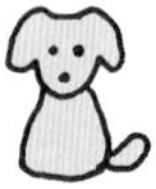

交感神経はアクセル 副交感神経はブレーキ

すでに何度も登場している用語ですが、ここで改めて、自律神経を構成する「交感神経」と「副交感神経」について詳しく説明しましょう。

交感神経は体をアクティブにし、副交感神経は体をリラックスさせる役割を担っています。

つまり、自律神経という自動運転において、交感神経はいわばアクセル、副交感神経はブレーキということ。どちらも車にはなくてはならない機能ですよね。

自律神経の乱れを述べるとき、よく、「交感神経が優位になりすぎている」と表現されます。しかし、その対策として「副交感神経を優位に」しても、それはそれで問題なのです。だって、アクセルばかり機能してブレーキが利きにくい車は怖くて乗れませんが、反対にアクセルをいくら踏んでもなかなか進まず、ブレーキだけ利きがいい車も大いに問題ですよね。

自律神経もまったく同じで、緊張しっぱなし、ストレス受けっぱなしでもまずいですが、リラックスしっぱなし、無気力ばかりでも困ります。

交感神経も副交感神経も、両方高いレベルを保つことがポイントです。

この本で紹介するさまざまな知識やアイデアは、そのためのものなのです。

自律神経のリズムは時間帯によって変化します

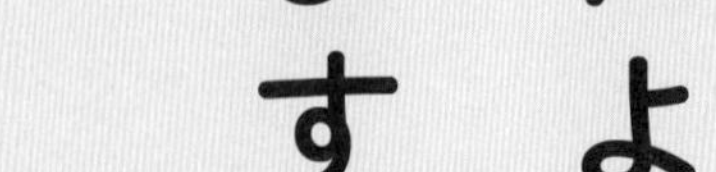

交感神経と副交感神経は、どちらも高いレベルで維持することが大切ですが、実際にはどちらか一方が優位になっています。

生活のなかで想像してみれば、すぐに理解できるはずです。

仕事をしている、運動している、人と話をしている……このようなタイミングでは、交感神経が優位になっています。つまり、アクティブな場面ですね。

反対に、ゆっくり座っている、音楽を聴いている、入浴している、睡眠中……といったシチュエーションでは、副交感神経が優位になっています。リラックスして、体を休めている場面です。

いかがでしょうか？

私たちは、毎日両方のシーンを行き来しながら生活していると感じませんか？

そして、どちらも充実している毎日こそ、私たちが理想とする生活ではないでしょうか。

アクティブな日中は交感神経が、リラックスする夜は副交感神経が優位

以上をまとめると、大きく分けて、**日中の活動期は交感神経優位、夜の休息、就寝時は副交感神経優位**だということがわかるはずです。

具体的に、どんなことが体のなかで起きているのでしょうか。

起床後、交感神経が優位になると、血管が収縮し、心臓の動き（心拍数）や血圧が上がっていきます。興奮して活動的になり、緊張しながら行動するようになります。

リラックスしていい場面で副交感神経が優位になると、反対に血管は拡張し、心拍数も血圧も低下して、活動的ではなくなっていき、やがて睡眠へと向かいま

す。毎日、この繰り返しです。

優位、というのは、感覚的にいえば「少しだけ高い」というレベルです。昼間は副交感神経がずっと低いまま、と誤解している人がいますが、そんなことはありません。

昼間でもリラックスしているときは副交感神経が優位になっていますが、トラブルが起きたり、大きな結果を期待されて緊張したりするようなシーンなどでは、普段よりも交感神経が優位になりすぎている状態になります。そして最悪のケースでは、**交感神経が高いレベルで活性化し続け、副交感神経がほとんど活性化しなくなってしまうような状態**にもなります。

そうなると、第1章で見てきたような、自律神経の乱れが引き起こすさまざまな症状に悩まされる可能性が高まってくるのです。

自律神経のスイッチは時計遺伝子が押しています

みなさんは「時計遺伝子」という言葉を聞いたことがありますか？

私たちは、地球の自転に合わせて約24時間周期で、生体リズムを調節する時計を生まれながらに体のなかに持っています。

内臓や細胞の「時」を制する時計遺伝子の子機とでもいうべき体内時計が体中にあり、代表的なものだと腹時計があります。この体中にある時計が正しくリズムを刻むことで、体の機能や健康が保たれ、逆に針がずれると病気になることがわかってきています。

このとても大切な遺伝子と密接に関わっているのが、自律神経です。

人間の体内では、昼間に交感神経が優位になって体温や血圧が上がったり、夜に副交感神経が優位になって睡眠に導いたりする働きが、日々行なわれています。

では、朝になったら休眠モードだった交感神経が勝手に起きだして、行動しやすい体に変えてくれるのかというと、答えは否です。

交感神経と副交感神経、このふたつのスイッチをオン・オフしているのが、数多くある体内時計を司る時計遺伝子なのです。

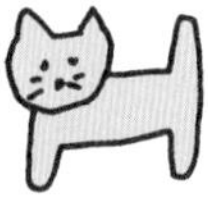

時計遺伝子を正常に保つには、規則的な睡眠と食事が大切

時計遺伝子が正常に働かないとどうなってしまうかというと、寝る時間になっても副交感神経がなかなか優位にならず、睡眠時間が少なくなり体調を崩す原因となります。とくに大型連休がある5月や8月、イベントの多い年末年始は、生活パターンが乱れやすくなるため注意が必要です。

時計遺伝子を正常に働かせるポイントは、次のふたつです。

ひとつは、毎日決まった時間帯にきちんと起床することです。深夜に帰宅し、仮に午前3時に寝たとしても、午前8時には起床し、朝日を浴びるようにしてみてください。徹夜をしたらそのまま起きていましょう。1時間半程度なら昼寝の時間をとってもいいのですが、夜までぐっすり寝るのは避けてください。

ふたつめは、1日3食の食事です。ダラダラと食べ続けるのは時計遺伝子の働きを乱す引き金になりますから、朝食、昼食、夕食のリズムを整えることが大切です。とくに、朝食はもっとも重要です。簡単なものでもいいので、毎朝きちんととるようにしましょう。

時計遺伝子のリズムがよくなれば、自律神経のバランスも整っていきます。
ただし、無理をするのはよくありません。
すべてを一気に変えるのではなく、まずはできることから始めてみてください。

睡眠不足は治療効果を半減させます

もっともわかりやすい自律神経失調症の症状のひとつは、睡眠の不調です。

日中とは違い、夜には副交感神経が優位になるはずなのに、そうならない。すると、なかなか寝つけない、ぐっすり眠れない、睡眠のリズムが乱れる……といった悩みを抱えることになります。睡眠不足が続き、休日でも疲れがとれるどころかかえって眠りのリズムを崩してしまい、より疲れた感覚で月曜日を迎えてしまうこともあります。

こうした負の連鎖を、最近は**「睡眠負債」**などと呼ぶ人もいます。

ところで、睡眠の不調を訴える人の多くは、ある程度年齢を重ねた人たちです。子どもの多くはスイッチが切れたように長時間眠りますし、10代、20代のころから不眠で悩む人はあまり見かけません。この原因も、自律神経が関係しています。

副交感神経は男性で30代、女性で40代から下がる傾向にあります。

つまり、その年代になっても副交感神経をなるべく下げないようにすれば、睡眠も改善され、どんどん「睡眠貯金」ができるはずなのです。

自律神経が乱れた状態だと治療の効果も半減

どんなにそのほかの方法で自律神経を整えようとがんばっていても、睡眠を充分に満たせていなければ、たちまち不調になります。なぜなら、**睡眠不足は副交感神経を抑えてしまう**からです。

副交感神経が充分に上がらないまま再び朝を迎え、仕事や学校に出かければ、やるべきことが山積みでさらに交感神経が刺激されます。徹夜明けにハイテンシヨンになるのは、交感神経が優位になっているからです。

「いまは忙しい時期だから仕方ない」とか「睡眠時間を削ってでもがんばるしかない」なんて考えていると、そのうちどうやっても副交感神経が上がらなくなってしまいます。これこそ、深刻な自律神経失調症を招く典型的なパターンです。

もっとおそろしい話もあります。睡眠不足などで自律神経が乱れた状態だと、医学的治療を受けても効果が半減してしまうこともあるのです。

肩こりや腰痛などの理由で針治療を受けた場合でも、自律神経が乱れている人は、そうではない人の半分程度しか効果が現れません。

眠れないほど忙しい、という考え方は、つい睡眠不足を正当化してしまいます。でも、その結果自律神経が乱れれば、体の回復もままならず、脳に血流も行き届かず、結局、仕事でもよいパフォーマンスができなくなってしまうのです。

睡眠は自律神経を整える基本だと考えるようにしましょう。

質のいい睡眠には「光」と「体温」が大切です

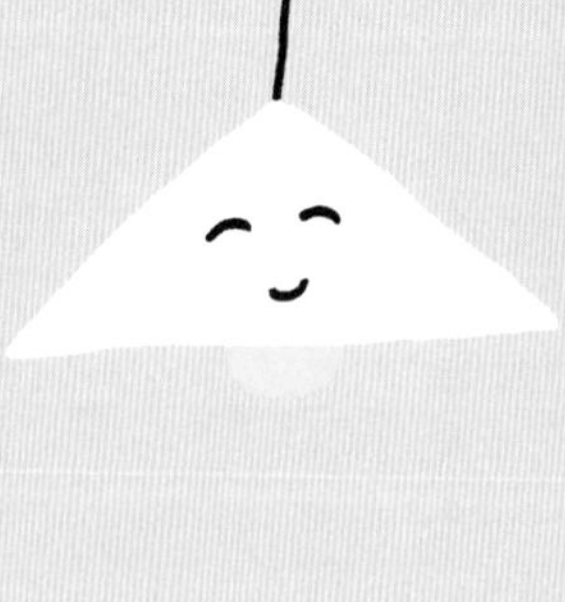

睡眠を大切にするためのポイントは、副交感神経が上がってくるタイミングに合わせてしっかり眠り、自分に必要な睡眠時間を確保して起床することです。

必要な睡眠時間は個人や年齢によって差がありますが、多くの人では最低でも6〜7時間は必要だといわれています。もっとも、私はいわゆる「ショートスリーパー」で、4〜5時間も眠れば充分なのですが、これは全体の1割にも満たないやや特殊な例です。

環境や職種によっては、夜眠って朝起きるという時間軸に沿わない方もいらっしゃるかと思いますが、その場合でも、規則正しい睡眠をとることができていれば問題ありません。

では、「規則正しい睡眠」を続けるには、何が大切だと思いますか？

それは、大きく分けて**「光」**と**「体温」**です。

このふたつを気遣うことで、質のいい睡眠を得ることができるようになります。

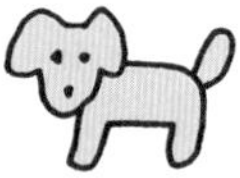

眠るときは照明を暗くし、体温を上げすぎないようにする

まず「光」について。

基本的には「暗くなる＝眠る」「明るくなる＝起きる」が原則です。目が明るさを感じ、自律神経を通じて指令を出すからです。

ただ、現代は夜でも照明で充分明るいですから、寝るべき時間が近づいたら、「光」をなるべくさえぎるように努めることが必要です。

寝ると決めた時間の1～2時間前には照明を暗くし、テレビも見ないようにしましょう。スマホやタブレットも眠りを妨げる大敵なので、なるべく触れないほうがいいでしょう。

次に、「体温」。体温は下がると副交感神経が活性化しやすく、上がると交感神経が活性化しやすくなります。

お風呂に入る場合は、寝る直前に入ったり、熱い風呂に長時間入ったりするのは逆効果です。遅くとも就寝の2時間くらい前までに、39～40度くらいのぬるま湯に15分くらいつかるようにしましょう。それも、肩までつかるのは最初の5分、残りは半身浴でストレッチをするくらいがベストです。リラックスして血管が拡張され、うまく睡眠モードに切り替えられます。

これは、私自身が試してきたなかで編み出した、**「最強の入浴法」**です。

長湯をするとかえって交感神経を刺激してしまいますから、その点にも気をつけましょう。

お風呂やサウナは、
自律神経を整える
効果があります

入浴はお湯につかることでリラックスし、副交感神経を活性化しやすくする作用もありますし、反対にぐっすり眠ったあとの体をシャキッとさせて、交感神経を活性化していく切り替えのきっかけとして使うこともできます。

つまり、**バスタイムを効果的に使うことで、自律神経を整えることができるということです。**

まず、寝起きでシャワーを浴びるときの方法から。

初めはぬるめのお湯で体を慣らしましょう。38度くらいが目安です。慣れてきたら、自分にとっての適温（例として40度くらい）までお湯の温度を上げます。

なぜこうするかというと、いきなり適温を浴びてしまうと、急に交感神経が刺激されてしまうからです。

そして、仕上げがポイントです。温水と冷水を3～4回交互に浴びて、最後は冷水で終わります。こうすると、頭も体も引き締まります。

よく入浴する人は血流がよく、要介護認定になるリスクも減る

大きな浴場のある温泉やスーパー銭湯は、私も大好きです。自律神経を整えるという名目で、たまには出かけてみるのはいかがでしょうか。

まずおすすめは、ジェットバスです。勢いよく出てくる気泡は、破裂するときに超音波を発します。これにマッサージの効果があり、血流をよくしてくれます。

そして、サウナもいいでしょう。サウナのように非常に強い温かさがある場所にいると、交感神経と副交感神経が互いに連携をとり合って体温調節を行なうようになります。そうすることで、**体温調節機能、すなわち自律神経がしっかりと働くようになるのです。**

そして、最強のリラックス入浴法は、やはり露天風呂です。景色や空を眺めながらの入浴は、単に入浴の効果を得るだけではなく、最高のリラックス状態を生み出し、副交感神経への助けになります。自然を感じられる時間は、自律神経を整える観点からはいい効果しかありません。

そもそも入浴の習慣は、元気で長生きするという観点からもおすすめです。

千葉大学の研究によれば、高齢者のうち、週に7回（つまり毎日）以上入浴する人は、週に0～2回の人に比べ、要介護認定になるリスクが約3割も少ないそうです。なぜなら、**よく入浴をする人は血流がよく、心臓や血管がいい状態に保たれているから**です。

忙しい人ほどつい億劫《おっくう》になりがちな入浴ですが、自律神経を整え、元気で長生きするためだと考えれば、多少無理してでも習慣づけていくのがよいでしょう。

自律神経の乱れは伝染します

「何をやってもうまくいかない」「なんで自分ばかりがこんな目に」……ときにはこんな気持ちに陥ってしまうことはありませんか？

私もかつて、イライラしたら引きずってしまい、怒ったままの毎日を送っていました。そういうときはたいてい何をやってもうまくいかないもので、次から次へとイライラすることが起こり、不満をためていく日々でした。

そういう私と接しなければならなかった周りの人々にも私の怒りが伝染して、場の雰囲気がピリピリしてしまうことも少なくなかったかもしれません。

負の感情は連鎖する、ということは研究によっても明らかにされていますが、負の感情＝ストレスですから、**他人の影響によって自分の交感神経が高まってしまう**ことは充分に考えられます。

たとえば、不平不満ばかりを言う人や、つねにイライラしている人がいる職場を想像してみてください。それだけでストレスを感じるはずです。

自分の感情の乱れが、誰かの自律神経を乱してしまうことにもなるのです。

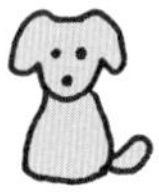

自律神経を整えられれば、周りにもいい影響を与えることができる

私の場合は、自律神経の研究を始め、その過程でいったん立ち止まる勇気を持って「自分をじっくり見直す」ことにたどり着いたことで、変わることができました。

いまでは、当時の私を知っているスタッフから「先生、本当に穏やかになりましたね」と声をかけてもらうことも多くなりました。また、一緒に働いているスタッフたちは笑顔がとても多く、職場もつねにポジティブな雰囲気を保つことができています。

その理由のひとつは、私自身が自律神経の乱れを整える術を身につけられたことで、周りも負の感情の影響を受けなくなったことが挙げられると思います。

自律神経は、これまでも説明してきたとおり、些細なことで簡単に乱れます。

そしてその乱れは、周りにも影響を与えます。

ですが、反対に、**自分自身が自律神経を整える術を身につければ、周りにもいい影響を与えることができます。**

だからこそ、イライラしたり、怒りっぽくなっている方は、まずは勇気を持って自分自身をじっくり見直していただき、自律神経を整える術を身につけてください。

整ってくれば、必ずいい方向に、自分も周りも変わっていけるはずです。

短気は自律神経にとっても損です

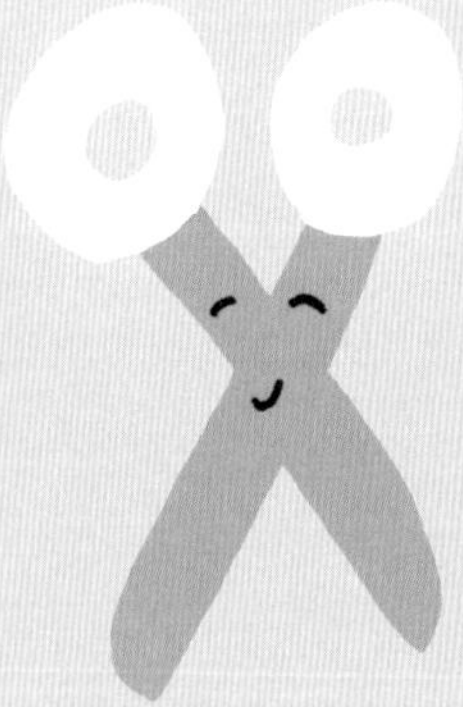

「短気は損気」というのは、じつによく言ったものだと思います。

私も、自律神経の観点からこの考え方に大賛成です。自律神経を整えたければ、**「ゆっくり」動くことが基本**だからです。

まず、「短気」のデメリットを考えてみましょう。

そもそも怒りの感情がわき、それを実際に表に出すことは、交感神経を強く刺激します。朝起きてから寝るまで怒ってばかりいる人は、交感神経が優位に立ちっぱなしになりますから、やがて睡眠のリズムも乱れ、自律神経失調症を発症する可能性があります。

大切な自律神経のために、私はそもそも「怒らない」ことを強くすすめます。

それでも怒りはわいてしまうものです。そんなときは、まずは深呼吸しましょう。そして、「なぜ自分はいま怒ったのだろう？」「自分には何か不安や問題があるのだろうか？」というふうに考えると、自然と怒りは収まります。

ゆっくり話す、ゆっくり動くことで自律神経は整います

ゆっくり動くことが、なぜ自律神経のために大切なのでしょうか。

結論からいえば、早く動く行為、急ぐ行為は交感神経を刺激しやすいからです。

多くの自律神経失調症は副交感神経が著しく低くなってしまっていることで起きるのですから、過度に急ぐ生活パターンは、体調をどんどん悪い方向に向かわせてしまいます。

典型例は、呼吸です。

運動のあとや緊張している際など、酸素が足りず供給しなければならないときは無論早い呼吸になってしまっても構わないのですが、その必要がないときは、ゆっくり呼吸をすることを心がけましょう。それだけで、副交感神経が上がりやすくなります。

同じことが、ほかのさまざまな動作にも応用できます。

話すときはゆっくり話す。動くときはゆっくり動く。

これだけで、自律神経は整っていきます。

先ほど「怒らない」ことをおすすめしましたが、ゆっくり話すと、怒りにくくなるというメリットもあります。勢いに任せてつい口が滑ることも少なくなるでしょう。加えて、こちらがゆっくり話すと、相手もゆっくり話すようになります。ゆっくり話すことで無用なトラブルやいさかいも減り、お互い穏やかに、有意義な話ができる可能性も高くなるのです。

自律神経は低気圧で乱れます

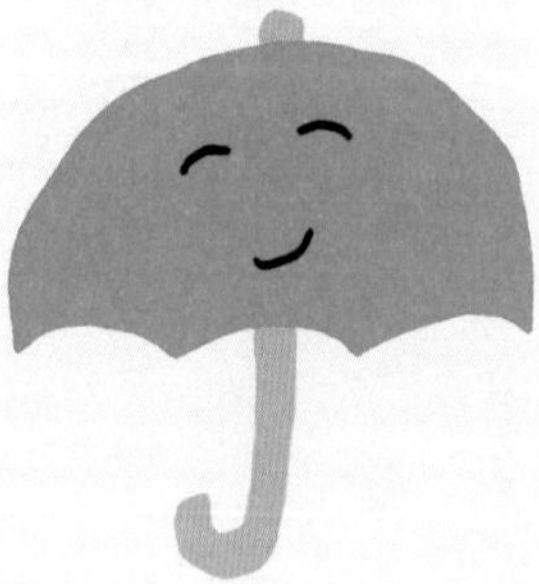

自律神経はとてもよくできたシステムだけに、非常に繊細にできています。

人体が持っているさまざまなセンサーに反応する仕組みになっていて、ちょっとした変化にも、ときには過剰ではないかと考えてしまうくらい影響を受けることがあります。

最近、「天気痛」や「雨ダル」というワードがよく聞かれるようになりました。**気象の変化によって持病が悪化する「気象病」**のうち、痛みや気分障害に関するものをそう呼ぶそうです。

これを自律神経から読み解くなら、**気圧の変化が関連していると見るべき**でしょう。

春先には、悩みや不安を抱える人が増えるといわれています。「五月病」などと呼ばれるものもありますが、これも、季節の変わり目に伴う気圧の変化の大きさから起きていると考える研究があります。

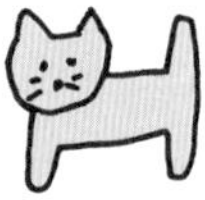

気圧の変化を事前に知って早めの対策を打ちましょう

自律神経は、気圧と密接な関係があります。

1気圧（1013ヘクトパスカル）を境に、それ以上（気圧の高い状態）とそれ以下（低い状態）で測定したところ、**気圧が高いほど交感神経が上昇する**傾向が見られました。

これは反対に、気圧が低い状況だと、交感神経が活性化しにくくなる（副交感神経が優位になる）ことを示唆しています。

気圧が下がる、とくに大きな低気圧や台風などが近づくと頭痛がする、気分が落ち込むというのは、気圧に敏感な一定の人に起きうる可能性があります。

人間が気圧を感じるのは、内耳と呼ばれる耳のなかの器官だと考えられていますが、その機能が敏感な人は、気圧の変化をとくに感じてしまうようです。なので、**気圧が下がることで交感神経が活性化しにくくなり、気分が落ち込んだり、頭痛が起きやすくなったりしてしまう**のです。

もっとも、気圧が急に下がる（強い低気圧や台風が近づく）時期というのは、1年のうち一定の時期ですし、天気予報を見ていればある程度は予測も可能なので、交感神経が上がるようなイベントを予定に入れるのもよいかもしれません。

気象病は女性が7割、といわれています。耳を温めると頭痛などの症状が和らぐこともありますので、悩んでいる方は試してみてください。

自律神経が乱れやすい日は木曜日

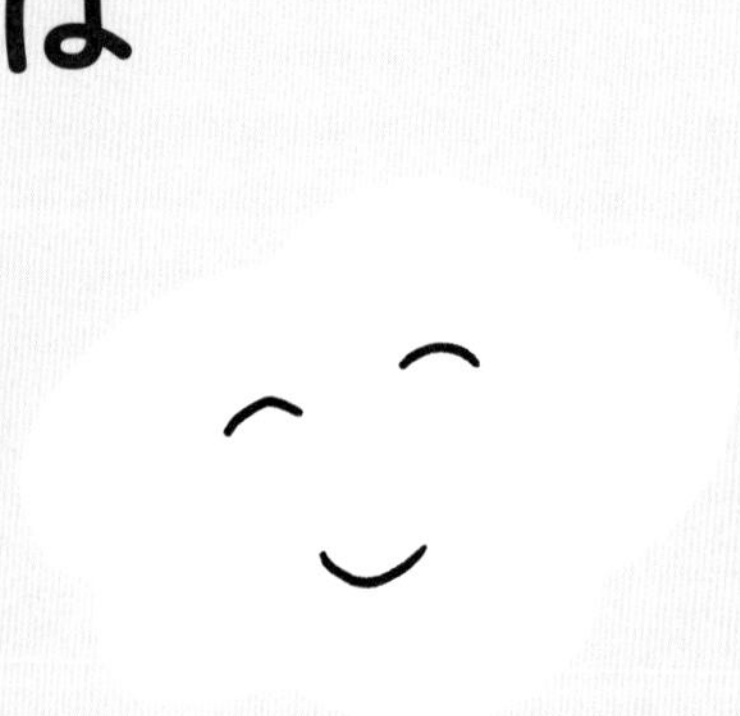

自律神経が乱れやすいタイミング、というのは、いくつかの観点から指摘することができます。

まず、1週間の範囲なら、何曜日がいちばん乱れやすいか想像できますか？

思いつくのは月曜日かもしれません。30代のころの私のように、「サザエさん」を見ると気分が落ち込むのは、翌日が月曜日だからですよね。また長い1週間が始まるのかと考えると、どうしても後ろ向きな気持ちになる方もいるでしょう。

しかし、研究から得られた結果は違いました。

実験データを分析したところ、月曜日ではなく水曜日、木曜日、金曜日に自律神経のトータルパワーが下降する傾向にあり、土曜日になると上昇する傾向が見られたのです。

週末が近づくにつれて楽しい気分になりそうに思えるかもしれませんが、実際は疲労が蓄積している分、自律神経も乱れるのかもしれません。

その3日間のなかでは、**木曜日が最低**でした。多くの事業所では週の真ん中である水曜日を「ノー残業デー」に設定してリフレッシュを図っているようですが、もしかすると木曜日にしたほうが、より生産性が上がるのかもしれません。

暑くなる時期のほうが自律神経は乱れやすい

1年のサイクルで考えるとどうでしょうか。

四季がはっきりしている日本ですから、つねに季節は変化しています。変化はいつでも自律神経を乱す原因になりえますが、全体としては春先から夏にかけて、つまり**寒い時期から暑くなる時期にかけてのほうが、より自律神経が乱れやすい**傾向にあるようです。

あくまで仮説ですが、温暖化の傾向がはっきりしてきたなかで、冬は比較的過ごしやすくなってきているのに対し、暑さや湿気の季節は厳しくなってきていると感じます。しかも、過ごしやすい時期は短くなり、桜が散ったかと思えば急に暑くなる年が多くなっています。

限度はありますが、寒くて眠れない、ということはあまりありません。基本的に眠りは体温が下がっていくことと同じですから、寒い時期との相性は悪くありません。反面、暑い時期はなかなか眠れません。**気温が下がらなければ体温も下がりにくい**からです。暑くて寝苦しい時期は、エアコンを使うことをためらわないほうがよいでしょう。

ただし最近は、気温の変化が激しく、**「寒暖差疲労」**に注意が必要です。寒暖差疲労は、寒暖差が7度以上あると自律神経が過剰に働いてしまい、疲労につながる症状です。上着などを用いてこまめに体温調節をすることも大切です。

夫婦ゲンカの原因は自律神経の乱れかも？

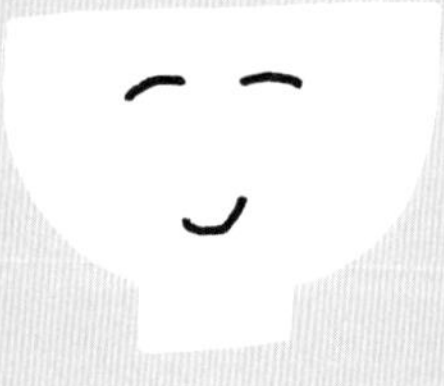

夫婦のちょっとしたケンカやいさかいごと。どこの家庭でも多かれ少なかれ起きることかもしれませんが、小さなほころびがやがて大きな不信につながってしまったり、子どもの成長によくない影響を及ぼしてしまったりする場合もありますから、決して簡単に見過ごせる問題ではないと思います。

第一、しょっちゅうケンカしているのは気持ち的にもつらいですよね。

ところで、夫婦仲が悪くなる状態には、見方によってふたつの解釈ができると思いませんか？

ひとつは、トラブルの原因や、考え方などの違いがはっきりしているもの。

もうひとつは、なんだかイライラしていて「つい当たってしまう」「心にもない言葉をかけてしまう」場合のものです。

最近では、夫の言動にストレスを感じ、それが体調にも影響を及ぼしてしまうことを「**夫源病**」、その逆を「**妻源病**」といい、話題になっています。

しかしここでとくに知っておいていただきたいのが、**女性のイライラには「PMS(月経前症候群)」が影響していることも多い**ということです。

PMSは月経開始の3~10日前から始まる精神的・身体的症状で、イライラや不安感、のぼせや動悸、発汗など、自律神経失調症に似た症状が現れることがあります。これらは月経とともに減退ないし消失する症状で、女性のなかには「なんであんなにイライラしていたんだろう」と思う方も少なくないようです。

では、イライラしてつい当たってしまったり、または当たられてしまったりしたときは、どうすれば解決するでしょうか?

ぜひ覚えておいてほしいのは、**単純な行動パターンをすることで、自律神経を整える方法**です。

具体的には「とにかく沈黙する」「階段をひたすら上り下りする」「皿を洗う」

といったものです。家庭内ならとくに、皿洗いはおすすめです。

フロリダ州立大学のアダム・ハンリー博士らの実験によれば、ふたつのグループに「皿洗いの手順だけを書いた指示書」と「気持ちを込めて皿洗いをするための指示書」をそれぞれ読ませてから皿洗いをさせたところ、後者のほうがイライラを抑えられたといいます。

これをうまく応用するのはいかがでしょうか。

皿を洗うことで自分の意識は落ち着くんだ、こうして食器洗いをしている自分はすばらしい、決して一時の感情に流されることなく、自分らしくいよう……こんな考え方とつねにセットで行なうようにします。すると、イライラの感情が抑えられるようになり、あとで同じようなケースに直面しても、対処の方法がわかっている分、あせりにくくなるのです。

自律神経も整い、台所も片づくので、一石二鳥ですね。

いつまでも若い
あの人のヒミツは
自律神経のバランス

自律神経のバランスは、加齢とともに乱れやすくなっていきます。交感神経の活動力はあまり変わらないのに対して、副交感神経は男性30代、女性40代から低下していきます。これは私たちの実験データからも明らかです。

そして、相対的に交感神経が強く活性化している状態が、つねに続くようになってしまうわけです。

この状況を、私たちは疲れや肌荒れ、不眠などを通じて、「老けたなあ」とか「20代のころはこうじゃなかったのに……」などと感じます。**加齢とともに自律神経のバランスが乱れるのは、ごく自然なことです。**

老化の進み具合を自律神経で見た場合、何も対策をとらなければ、私たちに備わっている自律神経の力は10年でおよそ15％ずつ低下していくといわれています。

しかし、これはあくまで体の中身だけの話です。

実際、30代、40代となれば、会社や家族、子どもに対する責任も重くなるばかりで、ストレスは増え、さらに自律神経を乱すことになってしまいます。

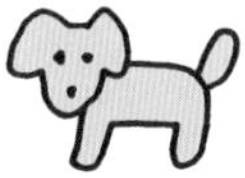

自律神経が整えば血流がよくなり、血流がよくなればどんどん若返る

自律神経が乱れると、血液の流れが悪くなることはすでにおわかりだと思いますが、結局、血の巡りが悪くなれば、人間の体は老化するしかありません。

自律神経が整っている人は、交感神経優位＝血管の収縮、副交感神経優位＝血管の拡張という機能がスムーズに入れ替わっています。

すると、血液を通して体に届く栄養素はより届きやすくなりますし、排出しなければならない老廃物もまた、よく排出されるようになるわけです。

さらには自律神経が整うと、胃腸の調子がよくなることで、血液によって届け

●本書へのご意見・ご感想をお聞かせください。

ご協力ありがとうございました。

郵便はがき

105-0003

切手を
お貼りください

（受取人）
東京都港区西新橋2-23-1
3東洋海事ビル
（株）アスコム

結局、自律神経が
すべて解決してくれる

読者　係

本書をお買いあげ頂き、誠にありがとうございました。お手数ですが、今後の出版の参考のため各項目にご記入のうえ、弊社までご返送ください。

お名前	男・女	才
ご住所　〒		
Tel	E-mail	
この本の満足度は何％ですか？		％
今後、著者や新刊に関する情報、新企画へのアンケート、セミナーのご案内などを郵送または E-mail にて送付させていただいてもよろしいでしょうか？ □はい　□いいえ		

返送いただいた方の中から**抽選で5名**の方に
図書カード5000円分をプレゼントさせていただきます。

当選の発表はプレゼント商品の発送をもって代えさせていただきます。
※ご記入いただいた個人情報はプレゼントの発送以外に利用することはありません。
※本書へのご意見・ご感想およびその要旨に関しては、本書の広告などに文面を掲載させていただく場合がございます。

られる栄養素自体もよく吸収できるようになります。

自律神経が整っている人は、年齢にかかわらず、**肌や髪につやが出ます。脂肪が蓄積されにくくなり、見た目も美しくなれます。**

病気にもかかりにくくなりますし、疲れも感じにくくなります。

精神的にもイライラすることが少なく、より穏やかな状態でいられます。

これらがトータルで働くことで、「昔と変わらない！」「あの人、本当に○歳なの!?」と周囲から驚かれることが多くなるということです。

彼ら・彼女らのヒミツは、**自律神経がよく整っていること**だったのです。

また、笑顔が素敵な方は、印象がとてもいいですよね。じつは、笑顔には呼吸を安定させる効果があります。反対にしかめっ面は呼吸を浅くします。呼吸が安定すると自律神経も安定して血流もよくなり、筋肉の状態が最適になるので、どんなときでも笑顔を忘れないことも、若々しさを保つうえで大切です。

自律神経が整っている地域、乱れている地域とは？

みなさんは、「自律神経が整っていそうな地域は？」と質問されたら、どの地域を思い浮かべるでしょうか。

温暖な気候と美しい海、開放的な空気が魅力の九州・沖縄地方、雄大な自然と豊富な食資源に象徴される北海道など、気候や自然と結びつけて思い浮かべる方が多いかと思います。

私たち研究チームは、自律神経の総合力を意味するトータルパワーをもとに、都道府県を8グループに分類して、多重比較を実施しました。

その結果、**トータルパワーがいちばん高い地域は「四国」**ということがわかりました。

このことから、四国が「日本でいちばん元気に過ごせる地域」であることが、研究結果からわかったのです。

四国は、中央部を東西に四国山地が走り、北と南のふたつの地域に分けられます。北側の地域は年間を通じて降水量が少なく、南側の地域は太平洋の黒潮の影響で年間を通じて降水量が多いという特徴がありますが、どちらの地域も自律神経が乱されにくい温暖な地域であるということは共通しています。

また、警察庁が2017年に発表した、都道府県別刑法犯の地域別検挙件数を見ても、いちばん少ないのは四国でした。

単純には結びつけられませんが、「安心して過ごせる」という部分も、自律神経の総合力が高くなっている一因ではないかと考えられます。

一方で、トータルパワーがいちばん低い地域はどこでしょうか。

答えは関東です。

関東はほかの地域と比べて、疲労気味の方がとくに多いということが、

研究結果からわかっています。

これはほかの大都市圏にも見られる傾向ですが、高層ビルが立ち並ぶオフィス街が多く、仕事のスピードも速く、プレッシャーも多い日常にさらされている影響で、交感神経がつねに優位となり、その状態がキープされてしまっている方が多いからと考えられます。その結果、トータルパワーが全国でいちばん低い状況を生み出してしまっているのでしょう。

日本人は総合的に見て交感神経優位の方がとても多いということは、これまで説明してきたとおりです。

そして、とくに**大都市圏に住んでいる方ほど、残念なことに自律神経が乱されやすい環境がそろってしまっています。**

だからこそ、整える術を早急に身につける必要があるのです。

自律神経は
アスリートの力も
引き出します

私たちの研究している自律神経の知見を効果的に役立てている、すばらしい例を紹介しましょう。プロ野球パ・リーグの千葉ロッテマリーンズです。

それまではチームドクターを置かず、トレーナーによる指導が主でしたが、2020年から順天堂大学の医学部とスポーツ健康科学部が共同でサポートを行なっています。私も、春のキャンプから参加させていただきましたが、同年のシーズンは前年の4位から2位へと順位を上げ、私たちとしても大いに手応えを感じることができました。

私たちはさまざまなアスリートのみなさんにアドバイスし、また研究にもご協力をいただいてきました。

具体的には、コンディショニングや栄養管理、年5回のメディカルチェック、電子カルテによる一括管理などを通じて選手のみなさんの体調を継続的に把握しながら、ケガの予防、栄養面のサポート、そして、能力を発揮できるようなコンディショニングのアドバイスを行なっています。

もちろん、ケガや病気の際には、私たちの病院（順天堂醫院および浦安病院）が治療やリハビリなどを行なっています。

このような形で、ひとつのプロスポーツチームに、順天堂大学という組織が全体的、総合的に関わるのはとても画期的なことだと感じています。

プロスポーツにケガはつきものです。体を高度に使い、しかも酷使する仕事ですし、不運な事故やケガはどうしても伴います。医師としては、ケガや病気になってしまった選手を治すことがもっとも重要な仕事であることは間違いありません。

ただ、自律神経を研究している私の立場からは、個々の選手の疲労度やメンタル面、代謝など、自律神経の乱れをあらかじめ読み取れるデータを継続的にモニターしていくことで、ケガをしやすい状況、メンタルを乱しやすい状況を事前に把握し、予防することを目指して取り組んでいます。

第1章でも川崎宗則選手の例に少し触れましたが、私たちの目にはいかにも健康そうで丈夫に見えるプロスポーツ選手のなかにも、自律神経を乱し、症状に苦しみ、能力がありながら結果に結びつかない例があります。

じつは、**自律神経を整えれば年齢を重ねても若々しくいられること**と、高度なテクニックと強靱《きょうじん》なパワーを発揮するアスリートが**自律神経を整えることで健康的に高いパフォーマンスを長期間発揮できること**は、ほぼ同じ話です。

体だけでなく、自律神経も整うことが最高の結果を導く。

アスリートのみなさんの取り組みと活躍が、ファンのみなさんの意識も変えてくれれば最高ですね。

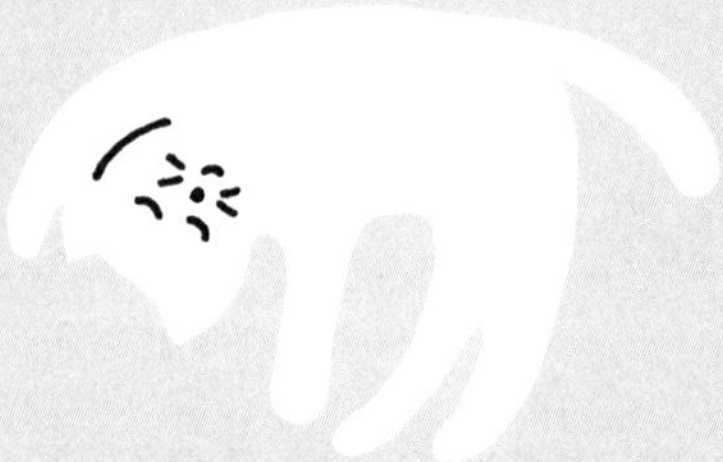

第3章

腸内環境が整えば、自律神経も整います

腸内環境が整うと自律神経も整うのはなぜでしょう？

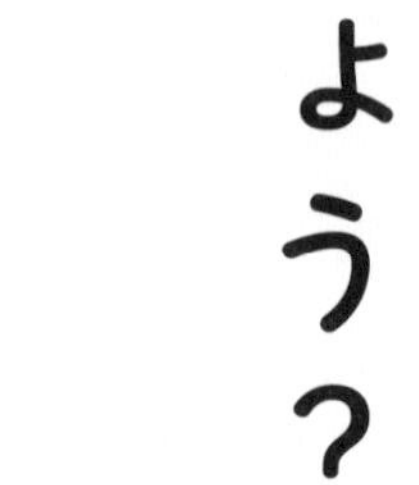

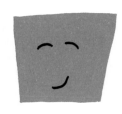

自律神経を整えられれば、多くの症状が緩和され、生き生きと楽しく、しかも若々しく生きていける。

では、何をすれば自律神経が効率よく整うのか、気になりますよね。

私が強くおすすめしたいのは、「腸を整える」生活習慣です。

腸が整えば、自律神経も整うといってもいいくらいです。

腸と脳は位置的にもけっこう離れているのに、なぜ？　と思われる方もいらっしゃるかもしれません。

ところが、じつは**「脳」と「腸」は強く連携しているネットワーク**です。

自律神経によって腸の動きがコントロールされているという意味でもそうなのですが、自律神経のシステム自体が整うかどうかに、腸の動きが深く関連しているからです。

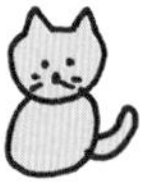

朝の1杯の水で腸内環境も自律神経も整います

　私はよく自律神経を整える第一歩として、「朝起きたら、食事の前にまずコップ1杯の水を飲む」ことをおすすめしています。

　わかりやすい効果は、便秘の解消です。便秘は女性だけでなく、男性高齢者にも悩んでいる方が少なくありません。朝の水は、腸を刺激して「蠕動《ぜんどう》運動」を促してくれます。

　1杯の水は、便秘解消以外の作用ももたらします。腸は副交感神経の支配下にあるため、腸を刺激することは副交感神経を刺激することにもなるからです。

　腸の動きが鈍るのは副交感神経が低下しているからなので、朝に水を1杯飲むことは、腸を刺激して動きを活発にするだけでなく、起床後の交感神経が高まるタイミングで副交感神経が低下しすぎないようにする効果も期待できます。

冷水が苦手なら白湯や常温水でもＯＫ。朝だけでなく、1日を通じて合計1・5リットル程度の水を毎日飲むように心がけるといいでしょう。

1週間も続ければ、多くの方が効果を実感できると思います。そして、改善は便通だけではないことにも気づくでしょう。頭痛が和らいだ、疲れがとれた、体が冷えにくくなった……などなど。そう、すべて自律神経が整ったための効果です。

そして、便秘の改善は腸の動きをさらに活発にしてくれます。

自律神経と血流には強い関係がありますが、よい血液を送り出すために働いているのは腸です。

腸がよければ全身の状態もよくなると考えてみてください。

アタマとおなかの不思議な関係。脳腸相関って何？

脳と腸の密接な関係のことを、医学では「脳腸相関」と呼んでいます。

わかりやすく説明するために、多くの方が普段の生活で実感している「脳腸相関」の例を挙げてみましょう。

重要な会議や大勢の前での発表、大切な試験や面接を控えたタイミング……こんなとき、急におなかが痛くなる症状に襲われたことがある人は、少なくないですよね。慌ててトイレを探すはめになり、スケジュールに影響を与えてしまうこともあります。

これが、典型的な「脳腸相関」の悪い例です。**脳の感じた強いストレスが副交感神経を弱めてしまい、腸の働きが急に悪くなる**というわけです。

反面、いい例はあまり実感しにくいかもしれません。普段からおなかを壊しやすい人なら「最近調子いいな」と感じるかもしれませんが、そこまででもない場合は、なかなか状態を感じ取りにくいでしょう。

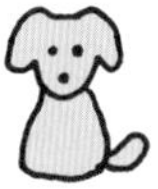

腸内環境がよくなれば、心も体も健康になります

ところが、「脳腸相関」のいい例は、まさにその「幸せだ」「充実している」と感じる頭のなかそのものです。

なぜなら、私たちが感情や気持ちとして認識している状態を決定づけるための神経伝達物質の多くが、じつは腸で生産されているからです。

「幸せホルモン」という名前を聞いたことがあると思います。その正体である**セロトニンのおよそ95%は、腸で作られています。**

セロトニンには、「交感神経」と「副交感神経」の2種類の神経を調節する働きを活性化させることにより、心のバランスを整える作用があります。

つまりは、腸が健康でいるとおなかの調子がよくなるだけでなく、自律神経も整い、「幸せ」を感じることもできてしまうというわけです。

脳腸相関においては、最近、慶應義塾大学の研究チームによって、腸の情報がすべて肝臓に集まり、迷走神経を通じて脳へ伝わることが明らかになっています。近年のいわゆる「腸活」ブームは、多くの人たちがこのメリットに気づき始めたからだと思います。

腸は人体を病気から守る免疫器官としてもっとも大きい役割を担っていて、免疫を司る細胞の7割が腸に存在します。

そして**腸は、いわば「第二の脳」**でもあります。

腸を整え、よい血液を作り、自律神経を自発的に整えていくことが、心と体の健康を守るうえでとても大切なのです。

腸内環境は「努力」で改善できます

ところで、多くの方は自分の腸のなかがどうなっているのかなんて知りませんよね。カメラを入れない限り見ることもできませんし、通常どおり機能していればあまり意識するきっかけもないでしょう。

腸内を整えるうえでまず知っておいていただきたいのは、腸のなかに存在するさまざまな「菌」についてです。

じつはいま、この「腸内細菌」こそが、医学界での大きな関心事になってきています。なぜなら、**糖尿病や高血圧、高脂血症などの代表的な成人病に大きな影響を与えていることがわかってきたからです。**

ちなみに腸内にいる細菌は、何種類、そしてどのくらいの数だと思いますか？おそらく想像以上かと思われますが、種類だけでも400～500以上、個数にして100兆個かそれ以上もいるのです。重さに換算するとおよそ1・5キログラム。自分の体重のうちの2キログラム弱は腸内細菌だなんて、ちょっとびっくりですよね。

無数の菌を顕微鏡でのぞくと、まるでお花畑のように見えるため、「腸内フローラ」という呼ばれ方もされています。

腸内環境のよし悪しは、食生活で決まります

腸内細菌は、大きく「善玉菌」と「悪玉菌」に分類されますが、そもそも**腸内細菌の環境（腸内環境）は、遺伝的な影響をあまり受けません。**

生まれるときに母親から受け取る細菌はあるものの、結局は食生活の環境によって大きく変わってくると考えてください。家族みんなが肥満気味、という状況

は珍しくありませんし、腸内環境以外の遺伝的要素はありますが、むしろ食生活がほぼ同じであることによって腸内環境がよくない方向に似てしまっていると考えられます。

アメリカ感染症学会ではこんな報告があります。感染症による下痢の治療として、他人から便の移植を受けた人が、施術後急に太り始めたというものです。この「便移植」とは、健康な人の腸内環境をそっくり他人にコピーするという、潰瘍性大腸炎や下痢などの治療法ですが、思わぬ「副作用」として肥満しやすい環境にもなってしまったというわけです。

つまりは、**腸内細菌は後天的な環境によって決まる**ということです。

従って、私たちの努力でいくらでも改善していけるのです。

善玉菌は悪玉菌がいないとサボります

「善玉菌」とは、「アシドフィルス菌」や「ビフィズス菌」などが代表的。

一方、「悪玉菌」は「ウェルシュ菌」や「大腸菌」などがよく知られています。

善玉菌の多い腸は食物からの栄養素の吸収がスムーズで、肝臓を経由してきれいな血液が作られます。排泄される便は、ごく通常のにおいです。

ところが、悪玉菌の多い腸は、腸からの栄養素の吸収が鈍く、よい血液が作られにくくなります。その結果、便は多量の有害物質を含むため、強烈な悪臭であることが多くなります。

悪玉菌が多い腸内環境とは、ひと言でいえばどんどん腐敗物質が出ている「異常」な状況で、要するに腐敗しているわけです。下痢や便秘、感染症を起こしやすくなるだけではなく、アトピー性皮膚炎や吹き出物、さらには肝性脳症や栄養障害、大腸がんにいたるまで、**厄介な病気の原因**となります。

当然の結果として、悪玉菌の多い腸内環境では、健康状態も悪くなります。

マウスを使った実験では、無菌では平均96週に対し、悪玉菌が多い場合は78週と、2割近くも短命になってしまう結果が出ています。

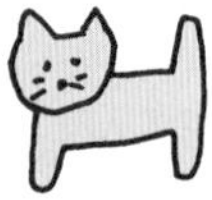

悪玉菌がいなくなると、善玉菌はサボり始めます

では悪玉菌はなぜ増えてしまうのでしょうか。大きくは3つあります。

まず、「加齢」に伴ってどうしても免疫機能は下がっていきます。

次に、「食生活の影響」です。悪玉菌には、タンパク質や脂質の多い現代の食事がもってこいの環境になります。

そして、「自律神経」です。腸内細菌が整えば自律神経も整いますが、**自律神経が乱れれば、悪玉菌も増えてしまいます。**

では、腸内の菌を善玉菌に入れ替えてしまえばいいのかというと、それもまた違います。理想的な腸内細菌の環境は、善玉菌が悪玉菌よりも少し多いような状態なのです。なお腸内には、強いほうに味方する働きを持つ「日和見菌」も存在します。

悪玉菌は、善玉菌が優勢な状況では「悪さ」ができません。かといって悪玉菌が消え去ってしまうと、今度は善玉菌の活動が鈍ることが知られています。つまり、緊張感がなくなってサボり始めるようなシチュエーションです。あえて憎まれ役を買って出てくれる人がいることでピリッとする会社組織と似ていますね。

善玉菌は悪玉菌に比べ体外に出やすい特徴を持っているため、善玉菌が少しだけ多い環境を保つには、つねに善玉菌を意識して取り込む必要があります。

つまり、腸にいい食生活をしていけば、腸内細菌のバランスが整い、ひいては自律神経を整えることができるというわけです。

腸の健康を保つには
発酵食品と食物繊維が
大切です

腸内の善玉菌を優勢にする食生活のコツ。

その最大のキーワードは、**「発酵食品」**です。

なぜなら、発酵食品は、製造の過程で文字どおり「発酵」させています。発酵の主役こそ、乳酸菌だからです。

腸内に入った乳酸菌は、善玉菌のエサになったり、悪玉菌の繁殖を抑えるために働いたりしてくれます。

発酵食品といえば、まず思いつくのはヨーグルトですよね。「(細菌が)生きたまま腸に届く」などというキャッチフレーズの商品も販売されていますが、まさに腸に乳酸菌が届きやすいことをアピールしているわけです。

ただ、ヨーグルトは商品によって乳酸菌に違いがあるため、相性があります。まずは半月から1カ月程度に区切っていろいろ試してみて、自分のおなかの状態にもっとも合った商品を探すといいでしょう。また、ヨーグルトと一緒にはちみつやオリゴ糖、大根おろし、バナナなどをとるとベターです。私は「大根おろしヨーグルト」をおすすめしています。意外でしょうが、そこにはちみつを加えると食べやすくなるので、ぜひ試してみてください。

発酵食品はほかにも、納豆やみそ、しょうゆ、ぬか漬けやキムチなどの漬け物、チーズなどがあります。どれも積極的に食べるといいでしょう。このうちみそ汁については、別の項目で詳しく述べます。

便の調子を整える
食物繊維の働きの違いとは？

もうひとつ大切な食品は、食物繊維です。

食物繊維は腸の動きを助け、排便をスムーズにすることで、腸内環境

を整えるための重要な働きをします。

食物繊維には、水に溶けやすい水溶性と、溶けにくい不溶性があり、どちらも大切な役割があります。

水溶性食物繊維は、便の水分を増やし、軟らかく、排出しやすくします。善玉菌のエサにもなります。多く含まれている食材は、オクラ、里いも、なめこなどの「ネバネバ系」の食べ物や、そば、押し麦、にんじんなどです。

不溶性食物繊維は、水分を含んで膨らみ、便を大きくすることで腸の動きを活発にしてくれます。豊富に含んでいる代表的な食材は、バナナ、ごぼう、さつまいも、豆類、玄米などです。

基本的には、**両方をバランスよくとるのがいい**でしょう。ただし、便秘がちの人が不溶性を食べすぎると、ガスが出すぎたり、おなかが張ったりする場合もあります。その場合は、まず水溶性からとるようにしてみてください。

日本人の長生きのヒミツは腸内細菌にあります

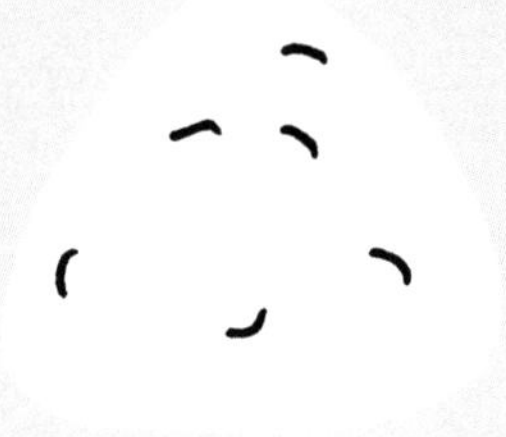

個人の食生活は、食文化によっても影響を受けます。その人の好みだけでなく、国や地域、民族や宗教によってもある程度傾向があります。

日本人の食生活は、明治以降、洋食の影響が強くなり、戦後は主食である米の代わりに小麦を食べる人も増えています。

ただ、それでも伝統的な食文化がまったくなくなったわけではありません。長く海外旅行に出れば、普段あまり意識していなかった和食が妙に恋しくなったりしますよね。

そんな私たち**日本人に特有の腸内細菌の環境があるという**、興味深い研究があります。

日本人は世界でもっとも長生きする国のひとつで、肥満が少ないことでも知られています。日本人の腸内細菌がどうなっているのかが詳細にわかれば、より健康な腸を作るヒントが得られるかもしれませんよね。

早稲田大学の服部正平《はっとりまさひら》教授らの研究によると、日本と中国、アメリカ、ヨーロッパ各国など12の国で人間の腸内細菌のデータを比較したところ、同じ国の人の腸内環境はそれぞれ似ていること、そして日本人が持っている特徴があることもわかったといいます。

日本人の腸内細菌には、こんな特徴があるそうです。

①ビフィズス菌やブラウチアなどが優勢で、古細菌が少ない

②炭水化物やアミノ酸代謝の機能が豊富な一方、細胞運動性や複製・修復機能が少ない

③ほかの国ではおもにメタン生成に消費される水素が、日本人ではおもに酢酸生成に消費される

④海苔やワカメを分解する酵素遺伝子を約90％の日本人が持っているのに対して、ほかの国では15％以下

これらの研究成果からわかるのは、国という集団で分けた場合、腸内細菌には明らかな特徴があること、そして、おそらく日本人が長寿であることの理由を日本人に特有のデータから求めることで、より強化することができるのではないか、という点でしょう。

日本人が食べてきたさまざまな伝統食を見直し、現代を生きる私たちがそれらを積極的に取り入れていくことも、**腸内細菌を豊かにし、長生きするためのいい方法**になりそうです。

便秘による不調は生活の質を落とします

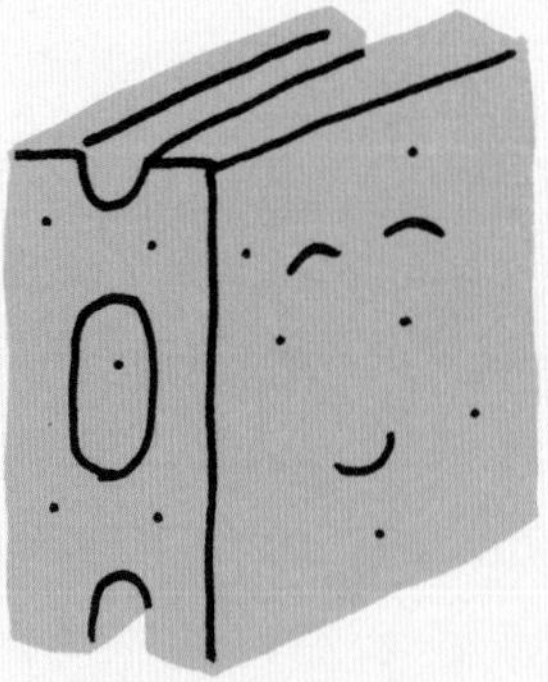

アメリカの研究データによると、**慢性便秘症に悩む患者は、そうではない人よりもＱＯＬ（生活の質）が相対的に低く、**日常活動性の障害率や労働生産性の低下率も格段に高くなっています。

毎日不快な症状を抱えていることで自律神経も乱れてしまい、人生のパフォーマンスそのものが低下してしまっていると考えられます。

便は毎日出るのが理想ですが、2〜3日に1回でも大丈夫です。ただし、3日以上出ない状況が続くなら便秘です。

私の所属している順天堂大学医学部附属順天堂醫院では、日本で初めての「便秘外来」を開設しています。便秘に悩む患者さんは非常に多く、受診までには年単位でお待ちいただかなければならない状況が続いています。患者さんの中心層は、女性は20〜30代、男性は50代以上です。

そこで、ここでは私たちが多くの患者さんに共通してアドバイスしている内容を3点、簡単にまとめてみました。

まずは自分に合っていそうなもの、やりやすそうなものから始めてみるといいでしょう。

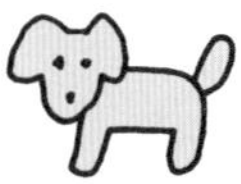

腸もみと腸ストレッチ、さらにオイルで便秘もすっきり

まずは、「腸もみ」です。便秘は便が腸に滞留してしまっている症状ですから、体の上から直接刺激して、腸の機能を上げてみましょう。

腸もみは1回3分、朝晩の2回だけで結構です。食事の直後を避け、腸の四隅を刺激します。

次に、併せて行ないたいのが「腸活ストレッチ」です。本来なら排泄機能が高まるはずの朝の時間帯に、ひねりを入れた運動や腰を回すといった、腸に刺激を与えるストレッチをします。

なお、これらの運動は、呼吸法と一緒に行なうとさらに効果的です。呼吸法については、第4章で改めて解説します。

そして、最後は便を出しやすくする食品をとること。効果的なのは、オリーブオイルなどのオイル類です。毎朝起きたあと、スプーン2杯程度をめどにとってみましょう。オイル単体でとるのが苦手な方は、サラダにかければ食物繊維も一緒にとれて一石二鳥です。

また、私のおすすめは「はちみつとオリーブオイルをかけた焼きりんご」。りんごは水溶性食物繊維のペクチンが豊富ですし、加熱することで、りんごの皮に含まれるペクチンの量と吸収率がさらにアップします。

気になる方は、ぜひレシピを検索してみてください。

腸内環境を整える
最強の解決方法。
それは「みそ汁」です

腸内環境を改善するには「発酵食品」と「食物繊維」が大切であること、そして、日本人の歴史的な食文化に腸内環境をよくする重要なヒントがあることは前述しました。

では、いったいどんな食べ物がもっとも効果的で、調理も手軽で、料理としても飽きが来ずに持続しやすいのか。

その答えは、「みそ汁」です。

私はみなさんに、**みそ汁を食べる習慣を強くおすすめ**しています。そして、腸と自律神経を改善するみそ汁のレシピ、調理法などを多数考案しています。詳しくは、『医者が考案した「長生きみそ汁」』（小社刊）に載せていますが、ここではそのポイントを簡単にお伝えしましょう。

まず、私の提唱している「長生きみそ汁」は、多くの家庭で食べられているみそ汁とは素材が少し違います。ぜひこの**最強のみそ汁を食生活に取り入れて、**

腸内環境と自律神経を整えてください。

「長生きみそ汁」の素材となる「長生きみそ玉」の素材は、次の4つです。

（材料／「長生きみそ玉」10個分）

- 赤みそ（抗酸化力を高めるメラノイジンが豊富）……80グラム
- 白みそ（ストレスを抑えるＧＡＢＡが豊富）……80グラム
- おろし玉ねぎ（解毒効果の高いアリシン、ケルセチンが豊富）……１５０グラム
- りんご酢（塩分排出効果の高いカリウムを含む）……大さじ１

これらをすべて混ぜ合わせてベースとなる「みそ玉」を作り、１日１杯、みそ汁をとります。なお、みそは冷凍して保存もできますし、だしなどで味の好みも

調節できます。

次に、このみそを使って作るみそ汁の具について。腸活にいいオクラ、里いも、なめこ、にんじん、ごぼう、さつまいもなどを加えれば、腸内環境がばっちり整います。肉や魚などの動物性タンパク質を加えれば、みそ汁1杯でバランスのよい栄養がとれるでしょう。

また、みそはみそ汁だけに使うわけではありませんよね。みそ炒めなどのおかずの調味料にしたり、ご飯や麺と一緒にとることもできます。

基本を覚えれば、じつに楽しく、簡単に習慣化できると思います。前出の書籍にレシピやアレンジの例なども載せていますので、自律神経と腸を整える「最強のみそ汁」を、ぜひ毎日の食生活に取り入れてみてください。

自律神経が整えば肌もきれいになります

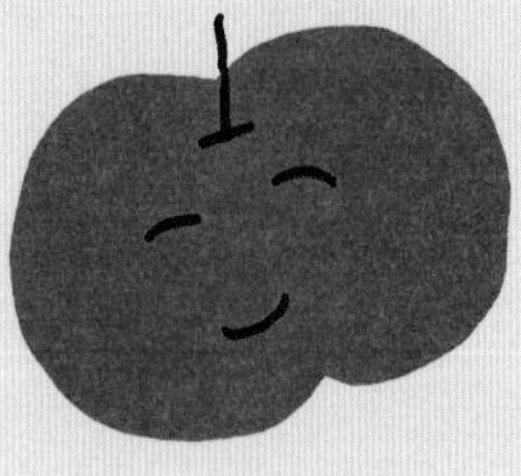

自律神経が乱れると起こる症状のひとつに、「肌荒れ」があります。加齢して副交感神経が低下してくると、肌のターンオーバーが遅れてシミが目立つようになってしまうだけでなく、髪のパサつきも進んでしまいます。

そこで自律神経を整えれば、おのずと肌も整い「美肌」への変化が期待できるわけですが、腸を整えることこそ、その最大の近道だといってもいいでしょう。

腸内に腸内細菌がいるように、肌にも菌が常時存在し（常在菌）、肌の状態に影響を与えているという研究があります。その数、250種以上ともいわれています。

また、腸内に善玉菌と悪玉菌が存在するように、肌にある菌にも、「美肌菌」とでも呼ぶべき善玉菌と、悪玉菌に相当するものがあると考えられています。善玉菌には悪玉菌を抑える「表皮ブドウ球菌」や、乾燥から肌を守ってくれる「サーモフィルス菌」が、悪玉菌には炎症やかゆみのもとにもなる「黄色ブドウ球菌」などが存在するほか、日和見菌もあります。

肌もやはり、善玉菌が悪玉菌よりも優勢であればよい影響があります。腸内に腸内フローラがあるように、肌にもいわば「肌フローラ」があるわけです。

腸内フローラが改善されれば直接的に肌フローラもよくなるのかどうかについては、まだわからないことが多く、今後の研究課題となっています。

ただし、**腸が健康であれば、少なくともよい血液が体中に行きわたるようになります。**美肌のためには血の巡りが欠かせませんから、その意味では直結しているわけです。

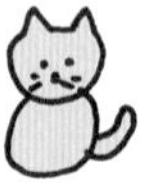

乳酸菌と食物繊維を欠かさずに、おすすめのおやつはチョコレート

肌の乾燥を防いでくれるサーモフィルス菌は乳酸菌の一種で、ヨーグルトなどにも含まれている菌です。つまり、**腸内環境を整えるためにヨーグルトを食べることは、肌の改善にも貢献してくれる**ということです。

ヨーグルトと同様、自分に合う質のいいサプリメントを見つけることもいいでしょう。私は栄養素の補給にサプリメントを使いすぎることには否定的ですが、乳酸菌は例外です。そして、もちろん食物繊維も同時にとるようにしましょう。

さらにおすすめの食べ物は、チョコレートです。カカオポリフェノールの抗酸化作用がシミに、またカカオプロテインは肌のターンオーバーを促進すると考えられています。

チョコレートはナッツと並ぶ「完全栄養食」です。

食べすぎは禁物ですが、自律神経を整える成分が豊富なので、**カカオ含有量の高いチョコレートを間食に取り入れるのもおすすめです。**

太りやすい体質、太りにくい体質は、腸内細菌が決めます

私たちを悩ます肥満。そして太っている方の多くのケースにおいて、自律神経全体のバランスの悪さが見受けられます。

そもそもじつは、**同じものを食べ、同じ運動をしても、太りやすい体質の人と太りにくい体質の人がいます。**

脂肪細胞は飢餓状態に備えて、エネルギーを脂肪としてため込む性質を持っています。摂取した過剰な脂肪を際限なくため込み、どんどん肥大化していくのが肥満のメカニズムです。

太りやすさの個人差の謎を解いたのが、当時、東京農工大学に勤めていた木村《きむら》郁夫《いくお》特任准教授（現・京都大学大学院生命科学研究科教授）でした。腸のなかに生息する細菌のうちのいくつかは、食べ物を分解して「短鎖《たんさ》脂肪酸《しぼうさん》」という物質を作ります。短鎖脂肪酸は、血液を通して全身に送られ、やがて脂肪細胞にも届きますが、脂肪細胞はこの短鎖脂肪酸を感知するとある反応を示します。

なんと、細胞内に脂肪を取り込むのを止めるのです。

つまり、短鎖脂肪酸が、「栄養は足りているので、もう脂肪として蓄える必要はありませんよ」というメッセージを脂肪細胞に伝えるわけです。

この短鎖脂肪酸を作る腸内細菌の働きこそが「太りやすい」「太りにくい」という個人差の秘密で、**腸内環境が悪くなると短鎖脂肪酸の生産量がガクッと減ります。**そうすると肥満細胞の暴走を止められず、エネルギーの消費も活発にならないため、太りやすくなってしまうのです。

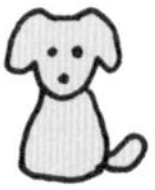

太りにくい食生活をすることで、自律神経も改善されます

では、この短鎖脂肪酸を多く作るにはどうしたらいいのでしょうか。

腸内細菌の善玉菌の大好物である**「食物繊維」「発酵食品」「オリゴ糖」をとることによって、短鎖脂肪酸の生産を促すことができる**といわれています。具体的には野菜、果物、ヨーグルト、納豆、漬け物、はちみつ、そしてみそなどが代表的な食べ物です。

また、短鎖脂肪酸は自律神経にも働きかけます。

短鎖脂肪酸は交感神経を刺激するので、代謝が活発になり、摂取したエネルギーを消費し始めます。すると脂肪の取り込みを止めるだけでなく、燃焼をさらに促進させるのです。

私たちは、じつはもともと「肥満防止システム」とでもいうべき働きを備えています。食生活を改善し、短鎖脂肪酸を多く作ることで、ダイエットも効率よく成功することでしょう。

腸内環境を整えると
メタボを退治できます

名古屋大学大学院生命農学研究科の小田裕昭《おだひろあき》准教授らの研究チームが2021年3月に、メタボリックシンドロームへつながる脂質代謝異常が、腸内環境の変化によるものであることを見出した、と発表しました。

メタボリックシンドロームは、糖尿病などの生活習慣病のひとつで、おなかの内側や内臓まわりに脂肪が蓄積する「内臓脂肪型肥満」に、脂質代謝異常、高血圧、高血糖のうちふたつ以上当てはまる状態のことを、メタボリックシンドローム、通称「メタボ」といいます。単におなかが出ているからといって、メタボとはいいません。

このメタボになる原因は、おもにショ糖やスクロースなどの砂糖フルクトースを含む糖のとりすぎであることが近年明らかにされました。

WHOは1日の砂糖の摂取量を、小さじ6杯分相当までに抑えるように発信していますが、このことからも、私たちが普段、いかに糖分をとりすぎているかがわかります。

ですが、じつはどのようなメカニズムで脂質代謝異常が引き起こされ、メタボにつながっていくのかは、あまり明らかになっていませんでした。それが今回の発表によって明らかになったのです。

鍵を握っていたのは、やはり腸内環境でした。

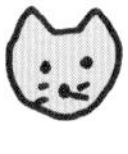

腸内環境を整えればメタボも改善され、自律神経も整います

今回の研究では、ラットに炭水化物としてスターチを与えたグループと、ショ糖を与えたグループに分け、腸内細菌の調査が行なわれました。その結果、食べすぎたショ糖が大腸の腸内フローラを変化させていることがわかりました。

つまり、これまでメタボを予防する方法は砂糖のとりすぎを抑えること以外にないと思われていましたが、この研究成果によって、**腸内環境を整えることができればメタボを予防できる可能性も大きくなる**ことがわかったのです。

日本人の死因の第3位、脳卒中を引き起こす動脈硬化を防ぐためにも、メタボは解消をしていかなければいけないものです。

また、健康面だけでなく、おなかが出てしまっている特徴的な見た目は、不健康そうなイメージを与えかねません。

そしてもちろん、メタボの解消は、自律神経を整えることにもつながります。腸内環境を改善して自律神経を整えることは、これからの人生を長く楽しむためにとても大切なことです。

明日からがんばるのではなく、いまから解消に向けて動き出しましょう。

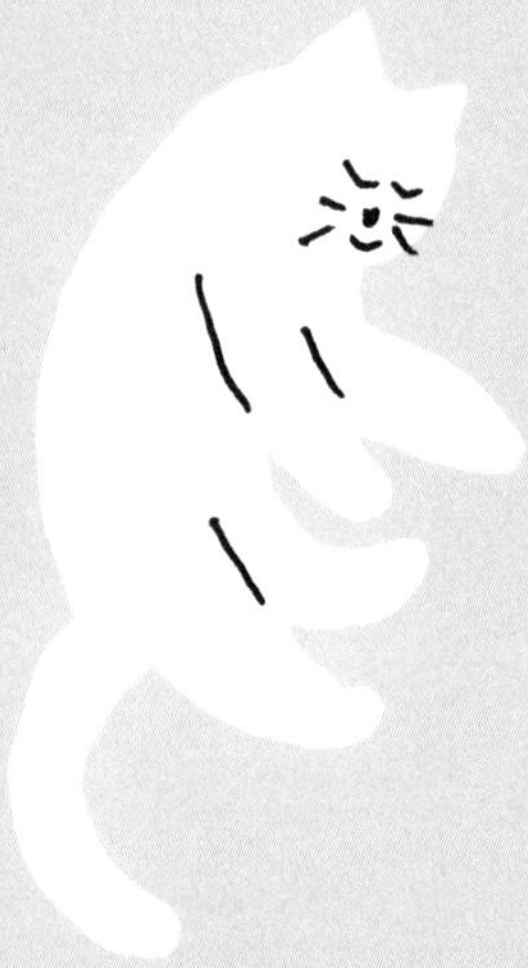

第4章

自律神経を整える生活習慣

朝日を浴びて自律神経を元気にしましょう

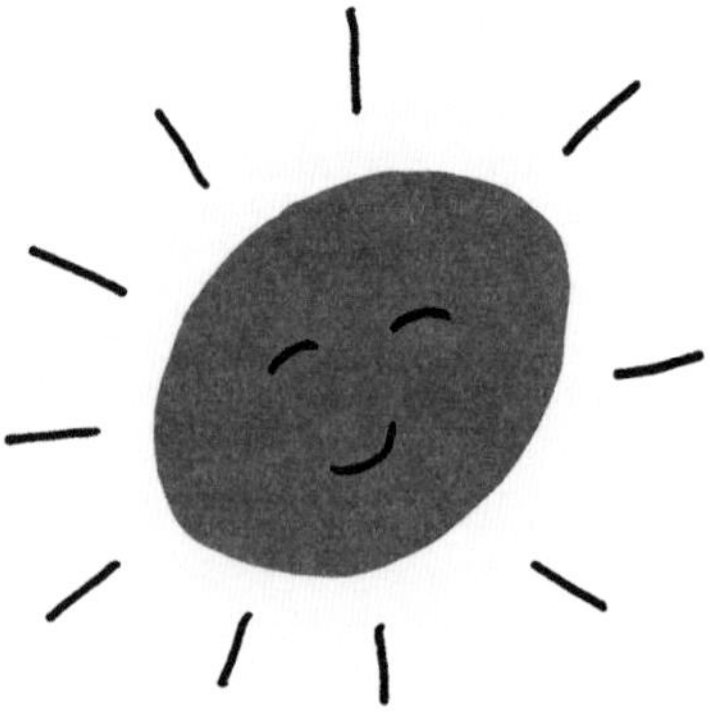

自律神経を整えるためには、どのような生活をすればいいのでしょうか。

そんなご質問に対して、私はおもに「睡眠」「食事」「呼吸」「メンタル面」での考え方を中心にアドバイスしています。具体的にどのような習慣を取り入れると自律神経が整いやすくなるかについて、掘り下げて述べていきましょう。

まずは睡眠です。すでに説明したとおり、睡眠の基本である光の取り入れ方をそのまま応用するなら、**自律神経を整えるための睡眠とは、「早寝早起き」が基本**になります。

暗くなったら眠り、明るくなったら光を浴びて起きる。

これが、古くからずっと続いてきた、ごく自然な生活のリズムです。照明ができて夜もスムーズに活動ができるようになったのは、長い歴史を見ればごく最近のこと。人間本来の自律神経が、社会や技術の「急な変化」に戸惑っていたとしても、まったく不思議ではありません。

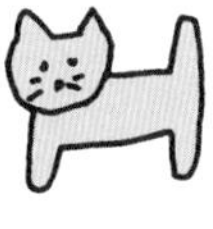

光を味方につけるには
カーテンの使い方を工夫しましょう

起床のもっとも好ましい形は、たっぷりの朝日を浴びて、自然に目が覚めることです。**自律神経は、朝日を浴びた瞬間から活性化します。**もちろん、朝日を浴びなくても起きることは可能ですが、言うならば、起きたことは起きたけれど、なかなかスイッチが入らずだらだらしている状態が続きます。

できることなら、朝日を味方につけてさわやかに起床したいものです。しかし、現代のほとんどの寝室にはカーテンが引かれています。

もっとも簡単な対策は、寝る直前、照明を消したあとにカーテンを開けておくか、光を通すレースなどのカーテンだけにしておくことです。

最近はカーテンを自動で開けてくれる装置も販売されているそうです。スマホなどで設定することができて、あらかじめカーテンを開ける時間をセットしておけばいいそうです。少し費用はかかりますが、自律神経を整えるにはこれもおすすめです。

とはいえ、私たち医療従事者を含め、朝早く起きて夜早く寝るという習慣を取り入れるのが難しい環境の方々も一定数います。

夜勤や不規則な勤務形態で、朝や昼間に睡眠をとらなければならない人にとっては、**光はむしろ大敵**になってしまいます。そういった方々は、質のいい睡眠を確保するために遮光性の高いカーテンを使用するのがよいでしょう。

まずはよく眠ることが基本ですので、光を避けて深い睡眠がとれるようにしましょう。

週に1回だけ「睡眠のための日」を作りましょう

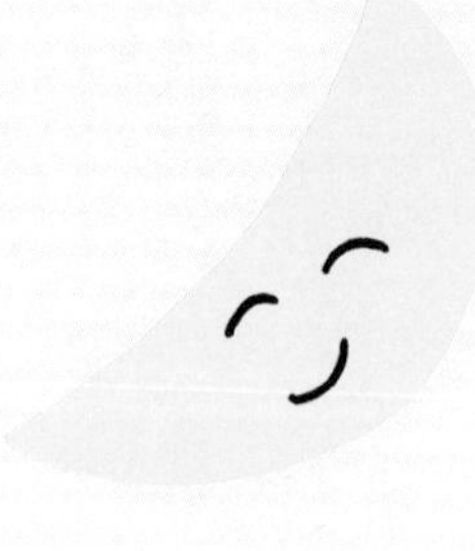

質のいい睡眠とは？　と聞かれて、その中身を科学的、医学的にスラスラ答えられる人はなかなかいないと思います。しかし、目覚めたときにすっきりしていて、「今日はよく眠れた！」と感じる場合は、その日の眠りの質はよかったといえると思います。反対に、「しっかり寝たはずなのに、なんだかまだ眠い」なんていう日は、あまり熟睡できていなかったのでしょう。

第2章で睡眠と自律神経の関係、そして規則正しい睡眠を続ける方法について解説しましたが、質のいい睡眠をとるには、それらをぜひ習慣化していただけるといいでしょう。**よい睡眠の確保は、自律神経を整えるためにもっとも大事な要素**のひとつですし、何より「気持ちよく眠れた！」という日の活力がどれほど豊かで生き生きとしているかは、みなさんよくご存じでしょう。

そういう日をもっと増やすために、ほかにどんな習慣を心がけると助けになるでしょうか。

良質の睡眠をとるためには睡眠環境を整えることが大切

基本は、「毎日○時間寝る」「夜△時に寝て朝×時に起きる」と決めておくことが大切です。そのとおりにはいかないことも多いと思いますが、**眠る際に「枕に向かって誓う」**だけで、意識は変わってきます。

そのためには、副交感神経を出せるような、よい眠りのためのスイッチをたくさん作っておきましょう。

たとえば、寝室内にリラックスして眠れるような仕掛けや環境を整えてみるというのはどうでしょうか。リラックスできる音楽、眠りを誘う香り、読むと必ず眠くなる本……そんな、睡眠のきっかけになるものをつねにそろえておくようにするといいでしょう。

温めたタオルを首に巻き、首の筋肉を温めるのもおすすめです。首には神経や血管が集まっていて、温めると副交感神経が活性化しやすくなります。

忙しくてなかなかまとまった睡眠時間をとれない場合は、**せめて週に１回は「睡眠のための日」を作りましょう。**睡眠不足のまま仕事や勉強を続けても、やがてパフォーマンスは落ちてしまいます。今日は寝る日と決めたら、昼間は適度に運動をするようにしましょう。運動で生まれるセロトニンは夜寝るためのメラトニンを生成するので、スムーズに眠りにつくことができます。

私の場合、夜は仕事のメールチェックはなるべく控えて、起きてから見るようにしています。交感神経のスイッチが入らないようにすることで、睡眠の質を下げないようにするためです。メールだけでなく、ネットなどでネガティブな情報を、寝る直前まで見ることをやめることも大切です。

やっぱり
1日3食を
きちんととりましょう

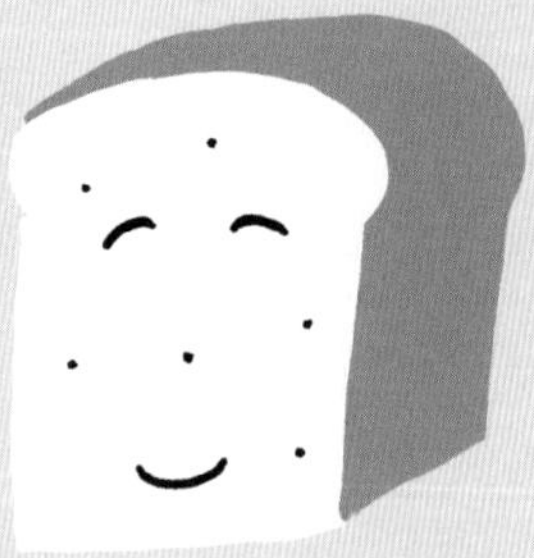

食事のとり方やタイミングも、自律神経に影響します。

そもそも、私たちはなぜ1日3食なのでしょうか。もっともさまざまな説があり、みなさんのなかには1日2食派、1食派の人もいるかもしれませんが、私はやはり3食しっかり食べて栄養をチャージすることが大切なのか……と思われがちですが、自律神経のためだけに限れば、そうではありません。第一、消費カロリー以上に摂取してしまうと、当然の話として太ってしまいます。ただでさえ在宅勤務が増えている状況ですから、積極的に運動をしていない限り、消費カロリーはむしろ下がっている可能性があります。

自律神経を整えるためなら、1日3食を強くおすすめします。

自律神経にいい「1日3食」とは、「3食しっかり食べましょう」というより、「1日に必要な栄養素を取り入れる際、3回に分けて食べましょう」という意味合いだと理解してください。

自律神経を整えるために大切なのは、腸をつねに、一定の勢いで動かしていることだからです。

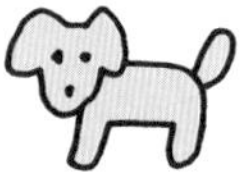

朝食を食べられないときは飲み物だけでもとるようにしましょう

まずは、朝食は必ずとるようにしましょう。

なぜなら、体が目覚める朝に腸を刺激しないと、副交感神経が下がりすぎてしまうからです。本格的な活動を始める前に適度に食べておくことで、副交感神経を適切な水準に上げておくことができます。

時間がないときは、ヨーグルトとバナナ、あるいは第3章でご紹介した「長生きみそ汁」だけでもOK。噛《か》む行為もまた、脳を刺激し、体温を上げて体を目覚めさせます。どうしても食べられない場合は、せめて水や白湯、お茶だけでも体に入れるようにしてください。腸はその重さを感じただけでも動きます。

私たちは空腹になるとイライラしますが、これはいわば自律神経が乱れている状態と考えられます。反対に、おなかがいっぱいになると眠くなり、仕事や勉強の能率が下がってしまいます。これはリラックスのしすぎで、逆の意味で自律神経が乱れてしまっていることになるわけです。**適度な量を一定に食べることで、腸が働き、自律神経が整う**のです。

そして、寝る3時間前までには夕食を終えるようにしましょう。なぜなら、腸が食べ物を消化するのに3時間程度が必要だからです。睡眠の質を下げないためには寝る3時間前までには夕食をとるのがベストですが、どうしても夕食の時間が遅くなってしまう場合は、なるべく消化のいいものを食べるようにしましょう。

長生き呼吸法で自律神経を整えましょう

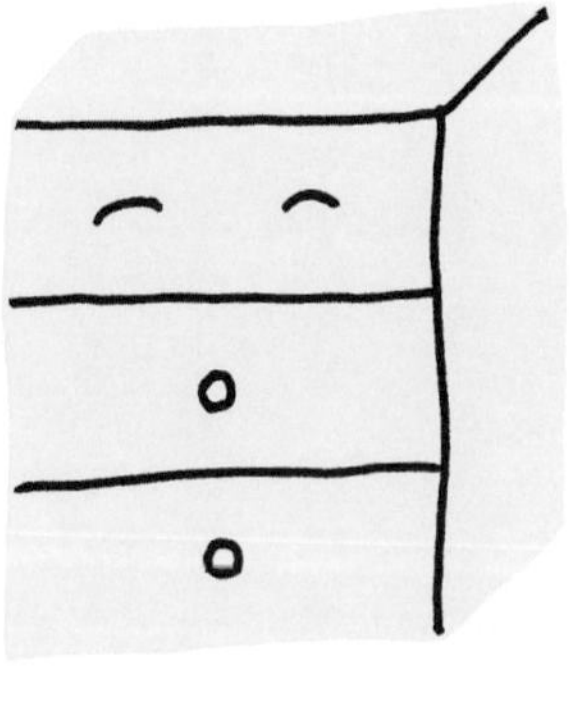

私たちは、1日で2万回もの呼吸をしています。

呼吸はまさに自律神経によって動いていますから、ほとんどの人は普段、意識すらしていないでしょう。以前は私も呼吸についてなど強く意識したことはありませんでしたが、50代のなかごろに、急に喉頭蓋《こうとうがい》が腫れ、咳《せき》が止まらず、呼吸ができなくなってしまったことがありました。たった数十秒でしたが、大げさではなく死を意識したことで、呼吸の大切さを痛感しました。

呼吸は、交感神経優位だと浅く・速くなります。もしも**1分間で20回を超える呼吸をしているのなら、交感神経が上がりすぎているサイン**です。取り込んでいる酸素量が不足して、自律神経にも悪影響を与えかねません。

そこで私は、毎日1分程度、意識しながら行なうだけでよい呼吸の習慣が整う「長生き呼吸法」を考案しました。ここではその概要をご紹介しましょう。

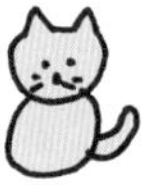

「鼻から3秒吸う↓口から6秒吐く」
1日1分から始められる呼吸の習慣

自律神経を整える「長生き呼吸法」の基本は、「鼻から3秒吸い、口から6秒吐く」という、「1：2」のリズムです。この呼吸法を覚えたら、次のような動作とともに行ないます。

① 足を肩幅程度に開き、まっすぐ立つ。肩の力を抜き、両手を脇腹に当てて、肋骨の下を軽くつかむ。

② 3秒間、鼻から息を吸いながら、上体をそらして両手の力を緩める。

③ 6秒間、口からゆっくり吐きながら、上体を前に倒し、両手で脇腹の肉をお

へその側に集め、腸に痛くない範囲で、適度な刺激を与える。

以上で1セットです。1日1分程度でもいいですし、何度やってもOKです。

さらには夜寝る前、**副交感神経を優位にして、睡眠の助けになる呼吸法**も紹介しておきましょう。

①足を肩幅程度に開き、まっすぐ立つ。両手を上に伸ばして手首をクロスさせ、鼻から3秒息を吸う。

②一気に力を抜いて両手を下げ、口から6秒息を吐く。

これを繰り返すことで、全身からほどよく力が抜けます。

睡眠前の習慣に取り入れておくといいでしょう。

夕食後のウォーキングで免疫力を高めましょう

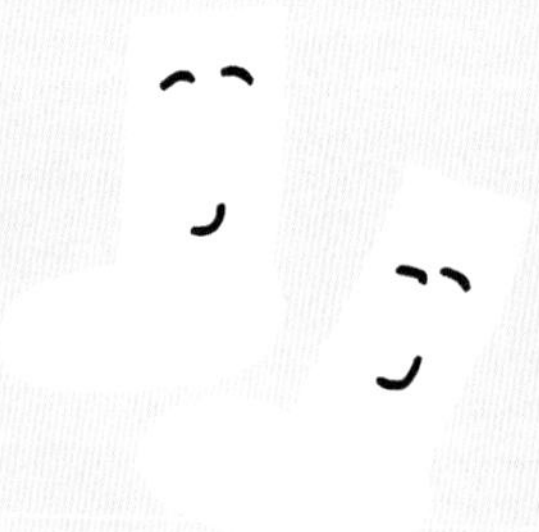

「免疫力」という言葉は、新型コロナウイルス感染症の流行以降、それまでにましてよく語られるようになりました。免疫力がなぜ重要なのかといえば、病気にかかりにくく、そしてかかっても回復をスムーズにするためです。

ところで、人間が病気になってしまう原因には、大きくはこの「免疫系」にトラブルがあるか、「血管系」にトラブルがある場合に分けられます。

血管と聞いてピンと来た方は優秀です。結局、どちらにも自律神経の乱れが深く関わっています。自律神経が乱れていれば両方悪化し、整っていれば両方よくなるわけです。

つまりは、**免疫力を上げたいなら、自律神経のバランスをよくすることをおすすめ**します。

男性は30代、女性は40代にさしかかると副交感神経が低下する傾向にあり、自律神経のバランスは乱れてきます。それに伴い免疫力も下がり、血管も老化して、病気にかかりやすくなっていってしまうのです。

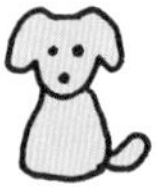

免疫力を上げるための おすすめの運動はウォーキング

ということは、そのくらいの年齢になったら、意識的に副交感神経を上げるための行動をとるといいことになります。自律神経のバランスが整いやすい運動をうまく取り入れて、健康的に体力の維持を目指せるといいでしょう。

とはいえ、忙しい毎日のなかで、運動にあまり時間を割くことも、無理な強度で行なうことも現実的ではありません。では、どの程度の運動が効率的で、自律神経にちょうどいいのでしょうか。

手軽に始められるのでランニングは人気ですが、自律神経を整えるうえでは少し刺激が強いと考えます。呼吸法でも説明しましたが、走るとどうしても呼吸は浅く、速くなります。これは結果として、**カロリーは消費できても、副交感神経を下げてしまうことになる**のです。

また、起床間もない時間に走るのも、あまりおすすめしません。場合によっては心筋梗塞などを起こしかねないからです。

おすすめは**夕食後のウォーキング**です。強度が低いと感じるかもしれませんが、むしろそれが副交感神経によいのです。強度のレベルはギリギリ会話ができるかどうか。息が上がってしまう場合はペースの上げすぎと考えるようにしましょう。

時間も1日30分～1時間で充分です。寝る3時間前に夕食をすませてから始めるとちょうどいいでしょう。ぜひ習慣化してみてください。

自律神経のバランス次第で花粉症も改善できます

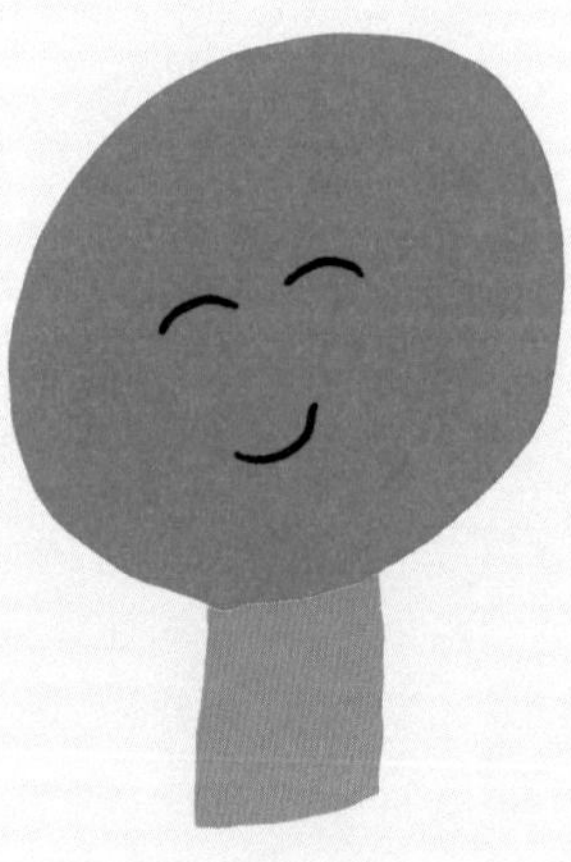

花粉症に代表されるアレルギー反応も、アレルギー性疾患という病気のひとつです。これは免疫がオーバーに反応してしまうことで、さまざまな症状を起こしてしまう状態を指します。

つまり、副交感神経が優位に立ちすぎることで、ウイルスなど比較的小さな異物を処理するリンパ球が増えすぎてしまい、アレルギー物質（抗原）に対して敏感になりすぎている状態と考えられます。

健康を守るはずの免疫力も、強すぎるとかえって自分を傷つけてしまうことになるのです。

花粉症であれば、くしゃみや鼻水、鼻詰まり、目のかゆみなどへの対症療法がおもな治療になりますし、さほど重くなければ、それで症状がかなり軽減されることもあります。

しかしなかには、ハウスダストや食べ物などにも反応してしまったり、寒暖差にもアレルギー反応が出てしまったり、通常ならそこまで重症化しないウイルスにも免疫が過剰に反応してしまったりすることがあります。また、気管支喘息《ぜんそく》やじんましん、皮膚炎などを併発する場合もあります。

副交感神経が活性化しすぎるのも自律神経の「乱れ」です

花粉症などのアレルギー性疾患がある場合の自律神経の乱れとは、「副交感神経の過剰反応」です。これはこれでバランスを崩してしまっているわけです。

この体質を変えるためには、**交感神経に刺激を与えることが大切**です。

いままでに紹介した、就寝前に副交感神経を高めるものとは少し異なりますが、簡単にできる方法をいくつか紹介しましょう。

まず、前項では夕食後の軽い運動をおすすめしましたが、これらを朝起きたあとにするようにしましょう。また、たとえば軽いジョギングなど、無理のない範囲で負荷をもう少し強めてもいいでしょう。

寝る前に入るお風呂は、いつもより熱めのお湯に長めにつかったり、水のシャワーを浴びたりするのがよいでしょう。

また、前述もしましたが、最近では**「寒暖差アレルギー」**という、暖かいところから寒いところへ移動したり、布団から出たりした際に、くしゃみや咳、鼻水などの症状が出るケースが、とくに30～40代女性に増えています。

寒暖差で自律神経が乱れ、鼻の粘膜の血管の伸縮調整ができなくなることで発症するとされていますが、悩まれている方は、基礎体温を上げるスクワットや、みそ汁、ココアなどで体内から体を温めるのがおすすめです。

なんとなく不安は
ドキドキ解消呼吸法で
やわらげましょう

世の中のあり方が大きく変わった昨今。

その変化のせいもあって、不安な気持ちが晴れなかったり、なかなかポジティブな気持ちになれなかったりする人も少なくないのではないでしょうか。

こうした、「べつに心身のどこにも異常はないはずなのに、なんとなく不安だ」と感じるような状態は、じつはストレスにさらされている状態なのです。

ストレスのもとがわかれば対処のしようもありますが、私が診てきた症例のなかには、とくに大きな問題はなさそうでも、モヤモヤ感だけが極端に強いパターンがあります。アーティストやアスリートなどにも、意外と多い症例です。

これは、副交感神経の働きが弱まっているからだと解釈できます。

何か直接的な不安の原因があるわけではなく、**副交感神経が低下していることが、漠然とした不安感や倦怠感を引き起こしてしまっているのです。**

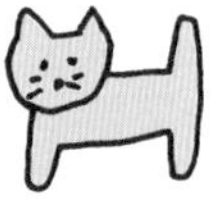

スポーツ選手やアーティストも試している「ドキドキ解消呼吸法」とは？

思い当たる節がある方は、「鼻から3秒吸い、口から6秒吐く」1：2の呼吸法を試してみましょう。**漠然とした不安や緊張は、自律神経のバランスを整えることで解消**されます。

また、ここでは大事な面接やプレゼンなど、とくに緊張を強いられる場面で有効な「ドキドキ解消呼吸法」をお教えしましょう。

アスリートやアーティストなどに指導する場合にもベースにしている方法で、リラックス効果があります。

【姿勢】

①椅子に座る

②背筋を伸ばす

③両手で体を包むように腕組みする（目は閉じても、開いてもよい）

【呼吸】

①両腕で体を抱きしめながら、３秒、鼻から息を吸う

②続いて６秒、口からゆっくり息を吐く

この動作を10回程度繰り返してみてください。時間にして２分程度です。

副交感神経を高めることで、緊張や不安が解消されやすくなるでしょう。

自律神経を整えることは
認知症の
予防にもなります

すでに超高齢化社会を迎えている日本。65歳以上の高齢者は２０２０年で全人口の約28％、およそ３６００万人となっています。

そのうえで心配されているのが、認知症患者の増加です。近年の増加傾向が続けば、数年後には**高齢者のおよそ５人に１人はなんらかの認知症になっている**という研究もあります。

種類としては「アルツハイマー型認知症」「レビー小体型認知症」「血管性認知症」が「三大認知症」と呼ばれています。それぞれ原因は異なり、症状の特徴や進行の仕方にも違いがあります。

また、認知症と同様、高齢化の進行でクローズアップされているのが、いわゆる「ロコモティブシンドローム（ロコモ）」です。これは、**運動器の障害によって、移動が難しくなってしまう状態**をさし、悪化すれば転んだり骨折しやすくなったりして、介護が必要になる可能性が高くなります。

血流をよくすることが認知症の予防にもつながる

多くの認知症やロコモに共通するのは、予防可能なこと、そして仮にかかっても軽度の段階で手を打てば、悪化を防ぎ回復できるかもしれないことです。その鍵も、自律神経が握っています。

なぜなら、結局どちらも、**血流をよくすることが重要**だからです。

前述したように、血流をよくするためには、腸内環境がいい状態を保ち、腸がよく働いていることが大切です。

血管が適度に収縮と拡張を繰り返していれば血流はよくなります。それを司るのが、自律神経の役目です。

結局、自律神経の衰えとともに老化も始まり、認知症やロコモになる流れも始まっているというわけです。だからこそ、自律神経が乱れやすい年ごろから自律神経を整えることを意識していけば、血行の状態もよくなり、筋力も衰えにくく、アクティブで楽しく長生きできる老後につながっていきます。

血流をよくしておけば、同時に、脳や運動器も元気でいられる可能性が高まります。

認知症やロコモの予防や回復のためにおすすめしたいのは「腸ストレッチ」です。血流に直接働きかけ、自律神経を整えることで、全身に血液が送られるようになります。

認知症や運動機能の低下を予防するには、血流をよくすることが何よりも大切なのです。

写真を撮って自律神経を整えましょう

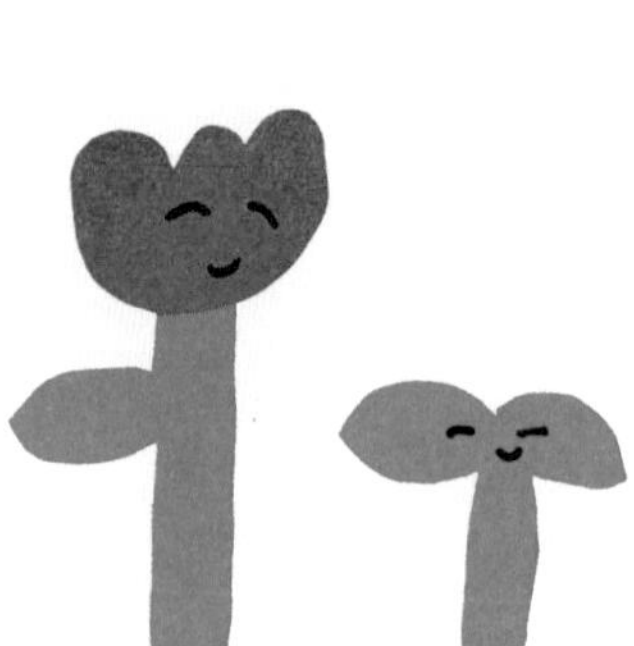

私は1日に1万歩は歩くようにしているのですが、最近は歩くことにプラスして、新たに始めたことがあります。写真撮影です。

写真撮影といっても、私の場合は一眼レフカメラなど、しっかりとした撮影機材を使って撮ったりはしません。自分が持っているスマホで撮ります。

あえてスマホで撮影をするのには理由があります。

歩いていると、ふとした瞬間に道端に咲く花や、いつもと違う空模様に心を奪われることがありますよね。

そのときの体の状態は、まさにリラックスしていて、**副交感神経が高まっている状態**です。その一瞬の感動を目に焼きつけるだけでなく、記録しておくことで、感動をあとで振り返ることができます。

また、ストレス過多になったときに見返せば、撮影した写真が自律神経を整えるきっかけとなってくれます。

スマホなら特別な準備もいらないですし、感動した光景を逃さずに撮影できるので、大変重宝しています。

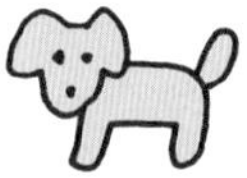

他人の評価やコメントは気にせず あくまで感動をシェアする目的で

もし、スマホで撮影した写真で、自分なりに「これは！」という写真が撮れたら、インスタグラムなどで感動をシェアするのもいいでしょう。

第1章でも記したように、過度のSNS依存は自律神経を乱す大きな要因となる場合もあるので、正直あまり推奨はしません。

ですが、SNSについては、どのようにすれば自律神経を整える新しいツールとして活用できるのかを検討することが大切ではないかとも考えています。時代の変化に合わせて、新しい健康スタイルを提案していくことも、医療従事者の責務だと思っているからです。

ただ、使用の際に注意してもらいたいのが、**「いいね」の数やコメントの内容は絶対に気にしないということと、時間を決めて使うこと**です。これさえ気をつけてもらえれば、出会ったことのない誰かを、写真を通じて幸せにする「幸せの輪」を広げることにもなるでしょう。

また、ほかの方が撮った写真を見て感動することも、自律神経を整えるうえでは効果的です。自分の体と心にいい刺激を与えてくれるものは、自律神経のバランスを整えることにもつながるからです。

心を揺さぶられた写真を見返すことは、自律神経を整えるきっかけを作ってくれることでしょう。

#自律神経を整える！

私がスマホで撮影して、インスタグラムにアップした写真の一部です。
好きな写真を定期的に見返すことは、自律神経を整えるきっかけにもなります。

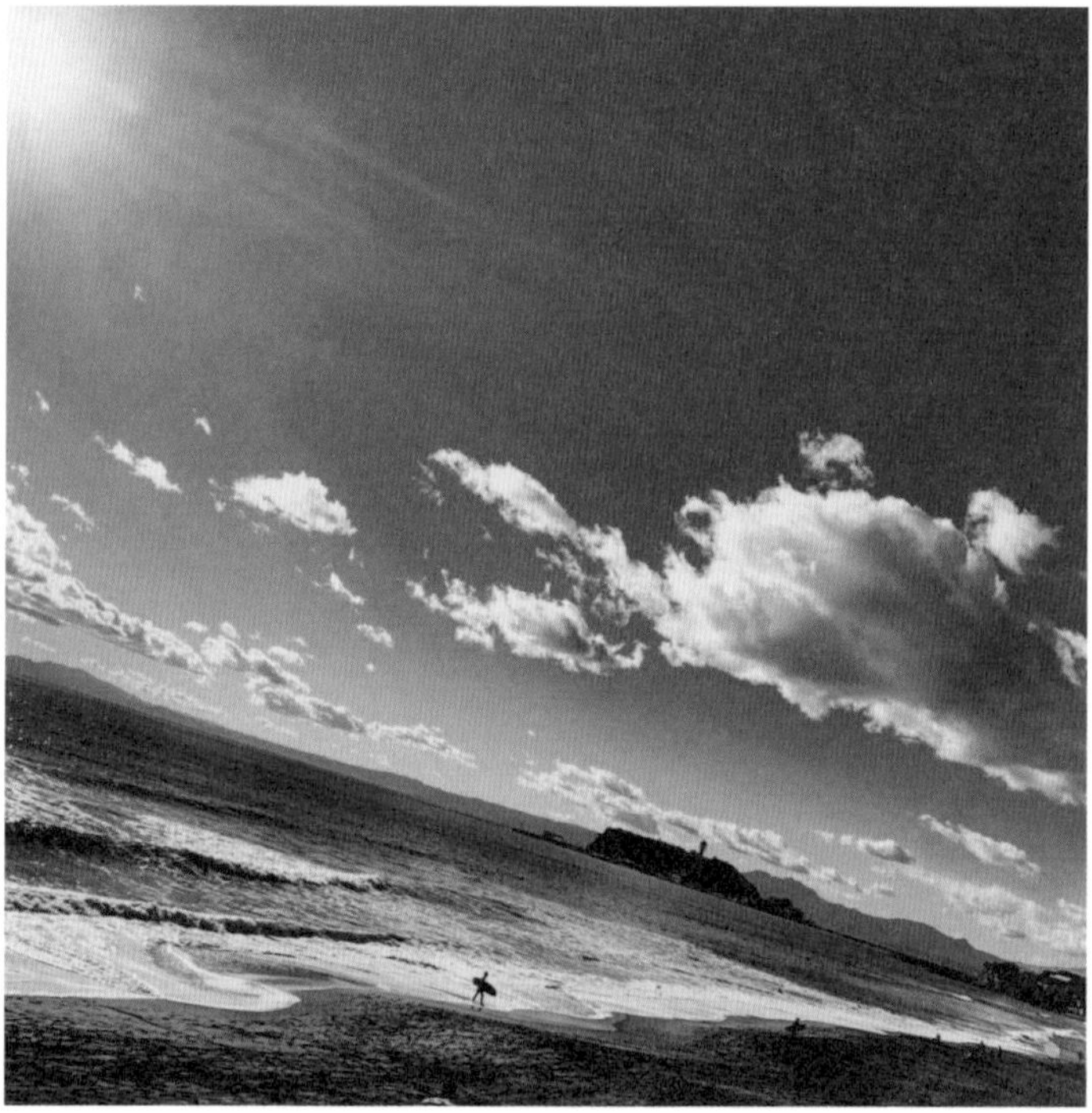

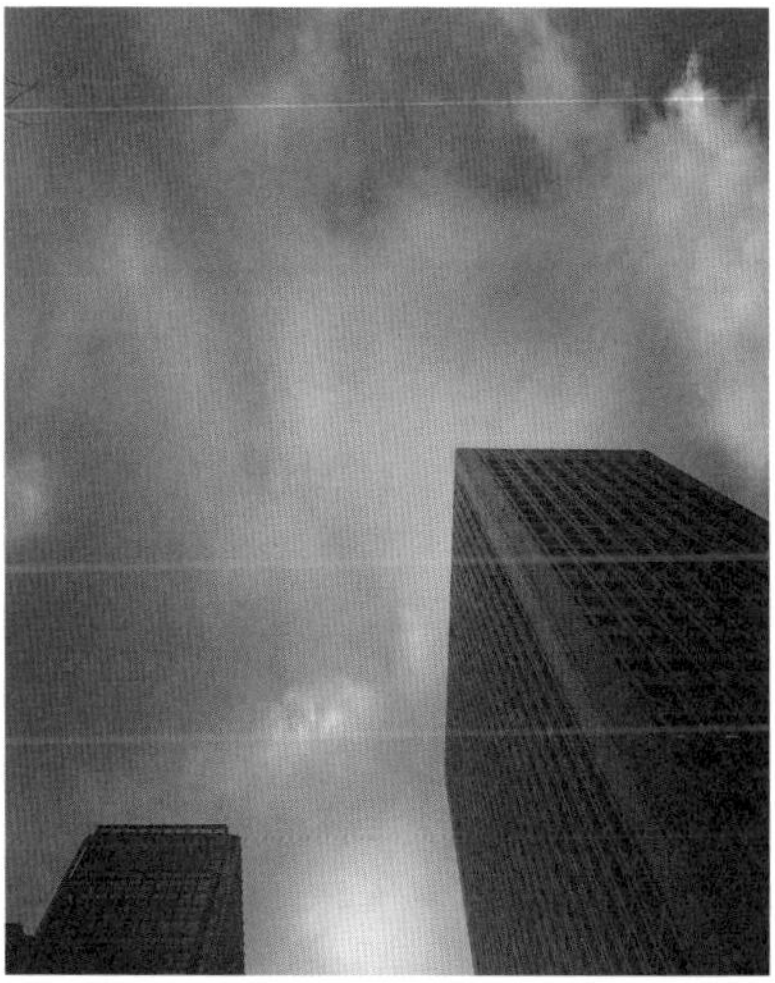

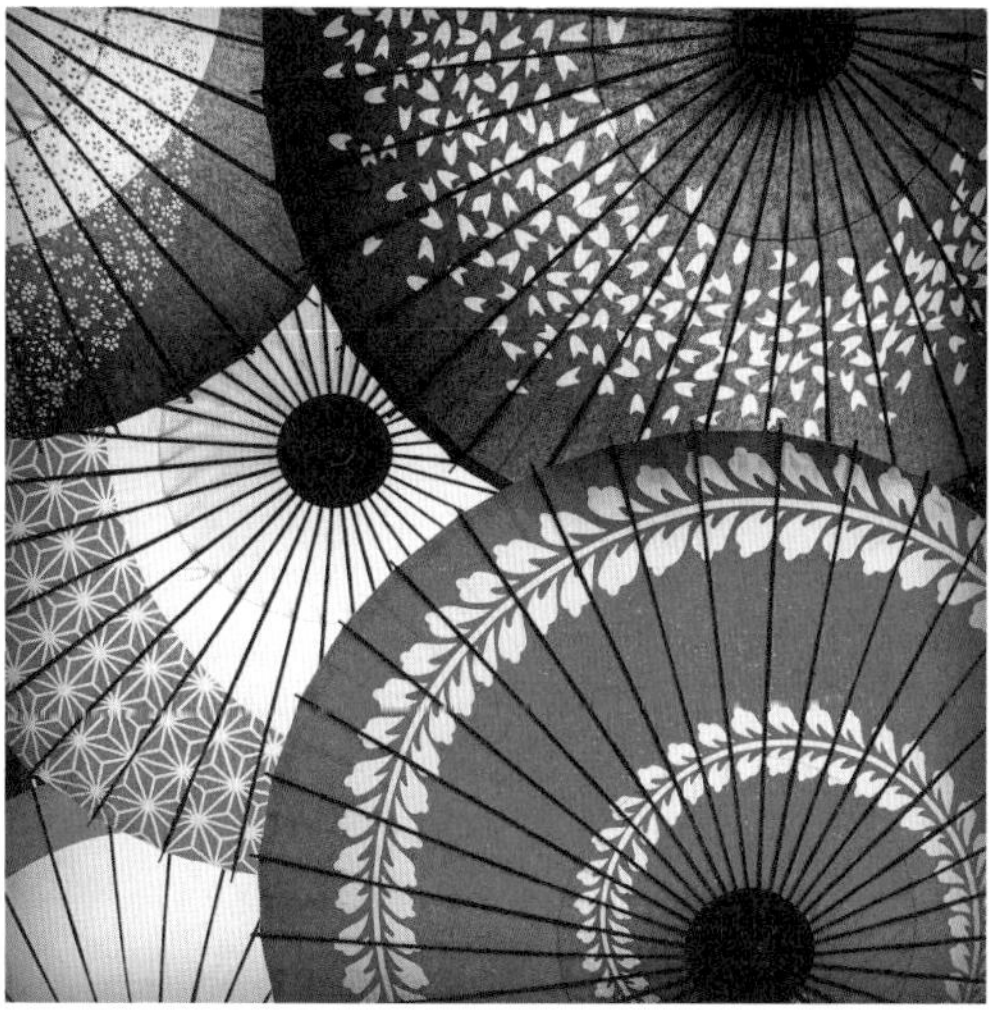

テンポやビートが一定の音楽を聴いて自律神経を整えましょう

自律神経を整えるには、継続して取り組むことが大切です。続けやすく、楽しく、効果の期待できる方法をいくつかご紹介しますので、自分に合っていそうなものから習慣化してみてください。

ここでご紹介するのは、**「音楽を聴く習慣」**です。

音楽を聴くだけで自律神経が整うの？　と疑う人もいるかもしれません。

では、いままでにこんな経験はありませんか？　自宅で好きな音楽を聴いていたら、いつのまにかリラックスして眠ってしまった。または、イライラしてストレスを感じていたとき、ふとよく知っている好きな曲を耳にしたり、知らないけれどとてもいい曲に出合ったりして気持ちが落ち着いた……そんな感覚です。

リラックスできるのは、副交感神経が活性化している証拠。音楽を聴くという行動には、時として自律神経を整える効果があるわけです。

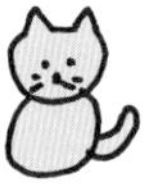

テンポやビートが一定で、音域が狭い音楽がおすすめ

基本的に、音楽を聴くと人間は楽しい、気持ちいいと感じることができます。

しかし、どんな音楽でも副交感神経が上がるわけではありません。副交感神経が活性化してリラックスできる音楽には、いくつか条件というか、共通点があります。

「テンポやビートが一定であること」と、「音域（構成している音の高低の幅）が狭いこと」です。

リラックスできる音楽というと、落ち着いたトーンのクラシックやイージーリスニングなどを想像する方が多いと思います。決して間違っているわけではありませんが、「テンポやビートが一定であること」を考えれば、むしろハードロックなどのほうが規則的で、より自律神経を整えますからおすすめできます。反対に、ジャズやクラシックなどには、テンポをわざとずらしたり、音域が意外な方向に展開したり、不協和音が入ったりすることもあります。ですから個人的には、モーツァルトよりもレッド・ツェッペリンをおすすめします。

また、誰にでも、昔聞いていた懐かしい歌や好きな曲があるはずです。楽しかった記憶を思い起こせるのであれば、そうした音楽を聴いてみることも心が穏やかになっていいでしょう。

注意点として、音楽を聴く際にはなるべくイヤホンは使わないでください。イヤホンで大きな音を聴き続けると、内耳の蝸牛《かぎゅう》という器官にある有毛細胞が傷つき、**「イヤホン難聴」**の原因になります。周囲に音漏れするほどの音量で聴いたり、長時間使用したりすることのないよう気をつけましょう。

動物の愛くるしさで自律神経を幸せにしましょう

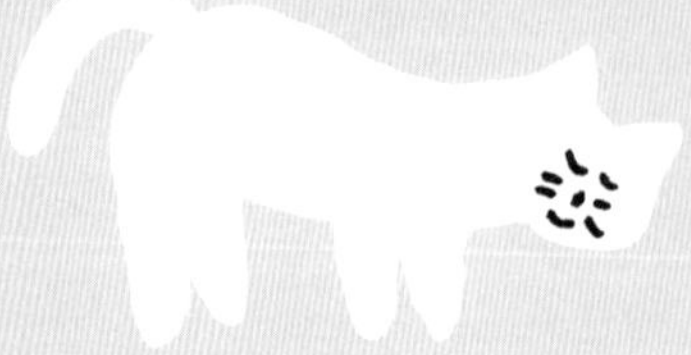

最近、自律神経を整える方法として、注目を集めているセラピーがあります。「ホースセラピー」です。ホースセラピーとは、乗馬や馬の手入れ、観察などを通じて、とくに脳に障害のある方の社会復帰を早めるリハビリテーションのひとつです。

通常のアニマルセラピーと異なる点は、精神的な面だけでなく、馬に乗ったりすることで得られる、筋力や平衡感覚の向上などにもつながる可能性があることが挙げられます。普段、馬と触れ合う機会などはなかなかないと思いますが、アニマルセラピーのなかではいまもっとも注目され、また期待されているセラピーといえるのではないでしょうか。

このホースセラピーを含めたアニマルセラピーは、自律神経を整える方法のひとつとして、科学的な証明がされ始めている分野でもあります。

猫カフェが全国に爆発的に広がったのも、自律神経が乱れ、癒やしを求めた現代人が、本能的に、自律神経を整えるために、身近なペットとして愛され続けてきた猫を選んだのではないかと私は思うのです。

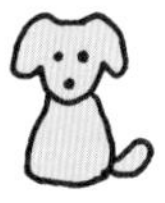

「ホワイトの刺激」で全身の血行もよくなります

ペットセラピーでは、ペットと触れ合うことで脳内からセロトニンなどの「幸せホルモン」が出ることがわかっていますが、自律神経の観点からいうと、ペットの愛くるしさは副交感神経をアップさせる「ホワイトの刺激」にあたります。

ホワイトの刺激とは、言い換えると快い刺激。動物たちがじゃれ合ったり、予想もつかない動きを見せてくれると、私たちはホワイトの刺激を受けて、リラックスした気持ちになれます。

そのときの呼吸は、みなさんが意識していないだけで、深く穏やかな呼吸になっているはずです。ゆっくりとした深い呼吸は副交感神経を刺激し、全身に血液が行きわたり、末梢の血液量が増加します。

反対に動物がいじめられたり、痛そうにしたりしている場合は見ていてつらいでしょう。そうした不快な刺激は「ブラックの刺激」といい、心身を緊張状態に持っていきます。無意識に呼吸が止まり、血流も悪くなってしまうのです。

私がおすすめしたい方法は、動物を撫でたり抱いたりしながら、意識してゆっくりと深い呼吸をすることです。

そうすることでリラックス効果を得て、副交感神経が飛躍的に高まります。

ぜひ試してみてください。

1日15分の「塗り絵」タイムで自律神経を整えましょう

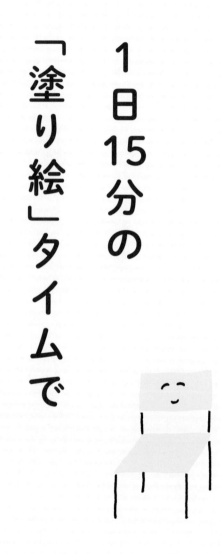

次にご紹介したい習慣は、「塗り絵」です。

近年、大人の塗り絵がブームになり、本もたくさん売られています。

塗り絵には、規則正しい行動に集中する、没頭する、継続するという効果があり、これらが自律神経を整えます。塗り絵をしているあいだは、悩ましい問題やネガティブな感情の連鎖を断ち切り、心を「無」にできるからです。

つまりは単純作業に没頭することで、あれこれ煩わしいことから解放され、ストレスを軽減することができるのです。

さらには塗る色自体にも効果があります。

赤色は交感神経を、青色や紫色は副交感神経を刺激するので、さまざまな色を使う塗り絵は、交感神経も副交感神経もともに活性化し、自律神経全体の活動量をアップさせる効果があります。

好きな色を使うことで、単純に気分も明るくなります。

塗り絵は時間を決めて、1日15分を続けましょう

より自律神経が整う「塗り絵」には、コツもあります。

まずは作業のやり方。もっとも、気の向くままに、好みどおりに塗っていただいても構いませんが、ゆっくり丁寧に塗ること、自分の好きなところから塗ること、自分の使いやすい画材を選ぶこと、そしていろいろな色を使ってみることをおすすめします。より、自律神経が整いやすくなります。

時間は、あまり長すぎるのもおすすめできません。たとえば1日10～15分程度にしておき、毎日習慣化するほうがよいでしょう。タイミングは寝る前のリラックスできる時間帯がおすすめです。

塗り絵の本は気に入ったものでいいのですが、選び方にはコツがあります。まず、規則的な絵柄が並んでいるものだとベターです。塗るリズムが一定になりますので、より集中できます。

もうひとつは、「懐かしさ」です。音楽の項目でも「楽しかった記憶を思い出す懐かしい曲」をおすすめしましたが、絵柄にもじつは同じ目的があります。

私のおすすめは、ズバリ和柄です。子どものころにお祭りで見たような、不思議で懐かしい柄を自ら色づけしていく流れが、とてもリラックスできます。

一定の作業を持続していると、自然と呼吸も整います。これもまた、自律神経にはプラスです。そのうえ、塗り絵ですから、できあがればきれいな絵が完成します。目に見える形でのやりがいも得られることになります。

色とりどりの美しい色を目にすることで、心も癒やされます。

絵の才能やセンスは不要。お好みの画材で、チャレンジしてみてください。

1日の終わりには「3行日記」で心のデトックスを

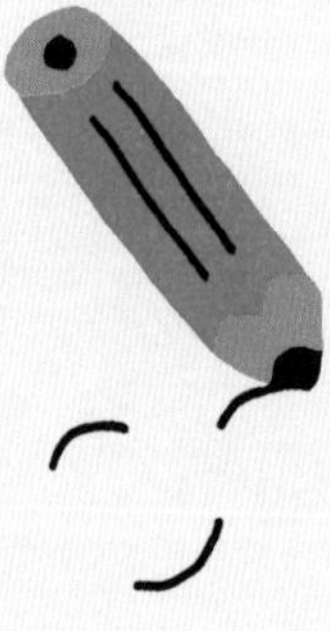

生きていれば、激しい怒りや大きな悲しみ、深い後悔などで気持ちが潰れそうになってしまうこともあります。それらは強いストレスを与えますから、当然、自律神経も乱れてしまいます。

そんなとき、もっともよくないのは怒りや悲しみ、後悔が、際限なく続いてしまうことです。ネガティブな感情がさらに膨らみ、悪循環が続いてしまいます。

こうした状況をリセットして、うまくストレスや怒りをマネジメントするには、いったん悪い流れを自ら断ち切り、現状を見直し、新たな動きを考える機会を作ることが大切です。

より正確にいうと、**ネガティブな気持ちを切り替える方法を身につけておく**、ということです。

そのために、とてもいい方法があります。

毎日の終わりに「3行日記」を書くことです。

これは、かつて私がアイルランドに留学していたとき同僚に教えてもらったアイデアを自分でアレンジし、「3行日記」という習慣にしたものです。

文字どおり3行だけでいいので、手軽に始められ、続けることができます。

具体的には何を書くかというと、

- 1行目に「今日失敗したこと」
- 2行目に「今日いちばん感動したこと」
- 3行目に「明日の目標」

の3つです。

「今日失敗したこと」を書く理由は、反省と、同じミスをしないよう失敗と向き合うためです。ネガティブな感情を持つからには必ず原因があります。ただ、自分を責めるのではなく、どうすればよくなるかにポイントを置きましょう。

「今日いちばん感動したこと」は、ドラマチックなことでも些細なことでも構いません。その日に心に残ったことを書きとめてみましょう。

最後に、「明日の目標」。これは、より現実的なメモでＯＫ。やるべきことを書き出しておくと、意識づけができて翌日すぐに取りかかれるようになります。

こういったメモをスマホに入力している方も多いと思いますが、私はあえて手書きをおすすめします。**文字を書くこと自体に、１日で揺れ動いた心を落ち着かせ、自律神経を整えてくれる効果があるからです。**

あとから見返す場合にも、自筆のほうが、より当時の思いがよみがえりやすくなります。気に入ったノートやペンを使うとより効果的です。

毎日寝る前に3行ずつ、始めてみましょう。

おわりに

自律神経の研究とそれにまつわる病の治療に長く携わってきましたが、年々、自律神経の乱れが原因の症例は増えてきているように感じています。

大きな生活環境の変化もその大きな一因ですが、それ以外にも、スマホ生活の浸透による睡眠の質の低下、慢性的な運動不足、偏った食生活の広がりなど、その要因は幅広く挙げられます。

本書のタイトルにある「結局、自律神経がすべて解決してくれる」はまさにそのとおりで、ちょっとした不調から動悸やめまい、下痢や便秘、肩こり、腰痛など、じつにさまざまな症例の原因はすべて「自律神経の乱れ」にあります。

自律神経の乱れはやがて「自律神経失調症」となり、仕事や日常生活にも困難をきたすようになります。さらには腸内環境が悪化し、血流が滞ることで、がんや脳梗塞といった大病や、認知症などを発症する可能性も高くなってしまいます。

自律神経を整えることの大切さについては、いままでも多くの拙著で述べてきましたが、本書ではさらに最新のデータや新説も加え、より幅広い情報をわかりやすくお伝えできるよう、まとめました。

本書が自律神経を整えるきっかけとなり、みなさんが長く楽しく健康に生きられるヒントとなりえましたら、これほどうれしいことはありません。

小林弘幸

結局、自律神経がすべて解決してくれる

発行日　2021年7月30日　第1刷
発行日　2021年11月 9日　第9刷

著者　小林弘幸

本書プロジェクトチーム
編集統括　柿内尚文
編集担当　大住兼正
デザイン　杉山健太郎
イラスト　佐々木一澄
編集協力　天野由衣子(コサエルワーク)、増澤健太郎
校正　東京出版サービスセンター
DTP　藤田ひかる(ユニオンワークス)

営業統括　丸山敏生
営業推進　増尾友裕、綱脇愛、大原桂子、桐山敦子、矢部愛、寺内未来子
販売促進　池田孝一郎、石井耕平、熊切絵理、菊山清佳、吉村寿美子、矢橋寛子、遠藤真知子、森田真紀、高垣知子、氏家和佳子
プロモーション　山田美恵、藤野茉友、林屋成一郎

編集　小林英史、栗田亘、村上芳子、菊地貴広
講演・マネジメント事業　斎藤和佳、志水公美
メディア開発　池田剛、中山景、中村悟志、長野太介
管理部　八木宏之、早坂裕子、生越こずえ、名児耶美咲、金井昭彦
マネジメント　坂下毅
発行人　高橋克佳

発行所　株式会社アスコム

〒105-0003
東京都港区西新橋2-23-1　3東洋海事ビル
編集部　TEL：03-5425-6627
営業局　TEL：03-5425-6626　FAX：03-5425-6770

印刷・製本　株式会社光邦

Printed in Japan ISBN 978-4-7762-1160-0

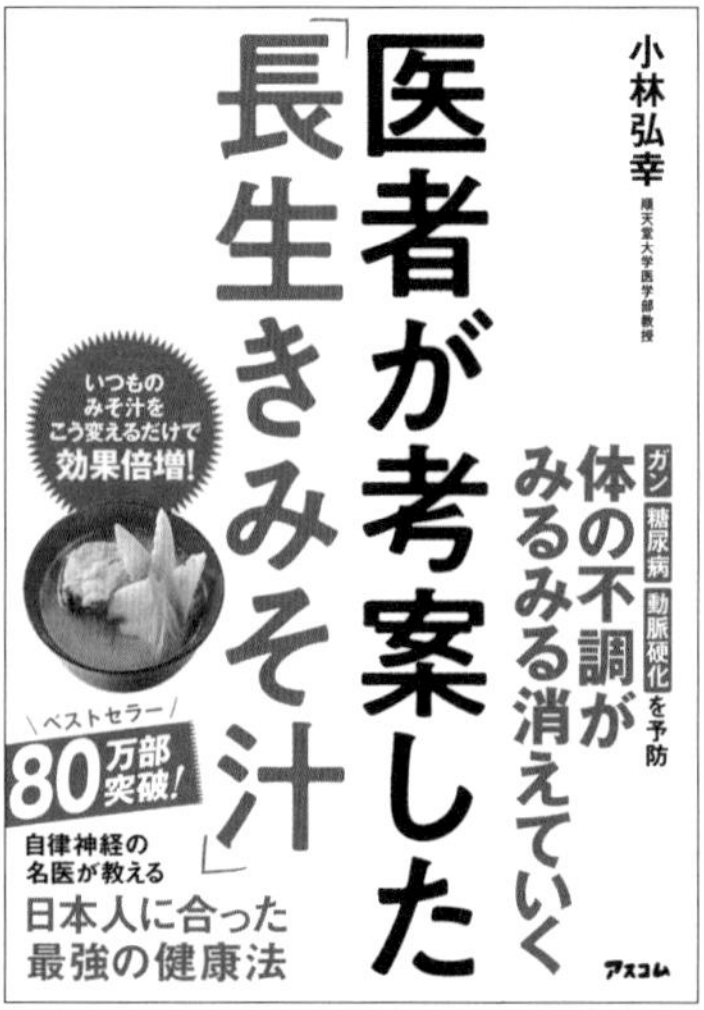

ベストセラー!
80万部
突破!

医者が考案した「長生きみそ汁」

順天堂大学医学部教授
小林弘幸

A5判 定価1,430円(本体1,300円+税10%)

ガン、糖尿病、動脈硬化を予防
日本人に合った最強の健康法!

◎豊富な乳酸菌が腸内環境を整える
◎血糖値の上昇を抑えるメラノイジンが豊富
◎自律神経のバランスが改善!
◎老化のスピードが抑えられる!

お求めは書店で。お近くにない場合は、ブックサービス ☎0120-29-9625までご注文ください。
アスコム公式サイト http://www.ascom-inc.jp/からも、お求めになれます。